5-7, rue de l'Ecole-Polytechnique, 75005 Paris

www.editions-harmattan.fr

ISBN : 978-2-343-20731-5
EAN : 9782343207315

La santé globale biopsychosociale

Sciences et Société
fondée par Alain Fuchs et Dominique Desjeux
et dirigée par Bruno Péquignot

Dernières parutions

Aurélien Fossé-Kitsakis, *L'essence du plaisir, Un essai pour définir la récompense artificielle*, 2020
Michel CARAËL, Philippe VAN DE PERRE, Etienne KARITA, Avec la collaboration de Philippe LEPAGE, *L'épidémie de sida occultée en Afrique centrale pendant la décennie 1980. L'évidence scientifique à l'épreuve de la politique*, 2020.
Aurélie CHONÉ, Isabel IRIBARREN, Marie PELÉ, Catherine REPUSSARD, Cédric SUEUR, *Les études animales sont-elles bonnes à penser ? Repenser les sciences, reconfigurer les disciplines*, 2020.
Aurélie CHONÉ, Isabel IRIBARREN, Marie PELÉ, Catherine REPUSSARD, Cédric SUEUR, *Repenser la relation homme-animal*
Généalogie et perspectives, 2020.
Patrick TRAUBE, *Le monde à l'envers, Un autre regard sur le monde et sur nous-mêmes*, 2020.
Nicolas TANTI-HARDOUIN, *La reproduction sociale de la santé. Inégalités de santé : responsabilité individuelle ou destinée sociale ?*, 2019.
Jean-Luc MATHIEU, *Prévention : quels enjeux de Santé publique ! Analyse de politiques publiques*, 2018.
Jacques JAFFELIN, *Théorie de l'information générale ou la « quatrième vexation »*, 2018.
Claudine PÉREZ-DIAZ, *Sciences et action publique : un mariage fécond. L'exemple de l'alcool au volant*, 2017.
Philippe SALIGNAC, Les espaces du travail, *Prévention et santé au travail*, 2017
Gérard ALLAN, *Points de vue thermodynamiques sur notre quotidien, Société et thermodynamique*, 2016.

LUONG Can Liêm

La santé globale biopsychosociale

L'Harmattan

Du même auteur

Bouddhisme et Psychiatrie, 1992. Paris, L'Harmattan. *Psychothérapie bouddhique. Méditation, éthique, liberté*, 2002. Paris, L'Harmattan.

Psychologie politique de la citoyenneté, du patriotisme, de la mondialisation. Sept études cliniques, 2002. Paris, L'Harmattan.

De la psychologie asiatique. L'humain, le politique, l'éthique, 2004. Paris, L'Harmattan.

Psychologie transculturelle et psychopathologie. Occident et Asie orientale, 2006. Paris, You Feng.

Conscience éthique et Esprit démocrate. Étude sur l'harmonie et le politique, 2009. Paris, L'Harmattan.

Éléments de psychologie de la vie du Bouddha, 2014. Paris, L'Harmattan.

Le Réfugié climatique. Un défi politique et sanitaire, 2014. Paris, L'Harmattan.

La citoyenneté et la construction du vivre-ensemble. Psychologie politique du raisonnable et du convenable, 2015. Paris, L'Harmattan.

Bí mật của hạnh phúc, 2016. Hànôi, Nxb Báo Sinh Viên.

Giữa tình yêu và tình dục là tình gì ? 2016. Hànôi, Nxb Báo Sinh Viên.

Anthropologie bouddhique. Apprendre, comprendre, partager. 2018, Paris, Les Impliqués Editeur.

Ouvrages collectifs

Enfance : état des lieux. Le Vietnam au cœur de la francophonie, 1998. Paris, L'Harmattan.

Dictionnaire des thérapeutiques médicopsychologiques et psychiatriques, 2001. Edt H.N. Barte. Paris, Ellipses.

So tay tam ly hoc (Manuel de psychologie médicale), 2005. Ho Chi Minh Ville, NXB Y hoc.

Manuel de psychiatrie transculturelle. 2e édition. Sous la direction de M.R. Moro, 2006-2007. Paris, La Pensée sauvage.

Précis d'expériences transculturelles. Clinique de l'enfance et de l'adolescence en France et au Vietnam, 2012. Paris, Edt Journal des Psychologues.

Tam ly hoc lâm sang (Psychologie clinique), 2015. Ho Chi Minh Ville, Nxb Tri Thuc.

À Châu,
À nos enfants Liêm-Bình, Châu-Minh & Minh-Mẫn.

Sommaire

I
Une santé holistique en construction

Introduction

Depuis novembre 1989 à ce jour, j'exerce comme psychiatre à temps partiel au Centre Minkowska pour la santé des réfugiés et migrants, Paris 17è. Et d'octobre 1990 à juillet 2018, j'ai été également salarié à temps partiel au Centre de santé polyvalent de la Croix-Rouge Française, N° 196 boulevard Galliéni, 92390 Villeneuve-la-Garenne. Mon essai porte sur cette période. C'est une sorte de bilan d'activité de citoyen, d'enseignant et de pratique libérale. Et aussi d'un parcours à côté de la guerre du Vietnam. Dehors résonnait « Paix en Indochine ». Maintenant, « Sauvons la planète ».

Des soins quotidiens aux personnes, j'avais en tête la santé définie comme un état de bien-être. Elle porte pour moi une valeur universelle et collective mais c'est aussi une utopie concrète et personnelle apprise sur les bancs de la faculté et en famille.

Le monde s'était mis d'accord à la fin de la Seconde Guerre mondiale sur cette définition de la santé. Ce n'était plus pour l'opposer à la maladie, aux handicaps ou aux déficits qui font certes partie de la vie. Le monde demandait à soigner son humanité, guérir des barbaries collectives et des cruautés individuelles. Il fallait organiser ensemble l'avenir dès 1946.

Mais les guerres n'ont jamais cessé. La potentialité de destructions massives ou d'éliminations sélectives de population reste encore immense au XXIe siècle. Les idéologies du bonheur du XXe siècle ont déçu ; elles ne font plus rempart contre le malheur. Certains l'ont même créé. D'autres parlent maintenant de la santé de la planète par des promesses sur l'environnement. Aux chiffres de morts et de blessés des conflits, s'ajoute le nombre de réfugiés. Les statistiques mondiales disent plus de 70 millions de réfugiés et de déplacés dans le monde à la mi-2019. https://www.lefigaro.fr/international/un-record-de-plus-de-70-millions-de-refugies-et-deplaces-fin-2018-dans-le-monde-20190620

Aujourd'hui, apparaissent de formes inédites de prise de conscience : être tous à la fois responsables et victimes. Les hommes ont une capacité de destruction de leur environnement et la réponse est dans la santé de la planète. Faudra-t-il renouveler les idéologies du bien-être, ou bien sauter cette barrière et envisager la santé comme un principe premier de notre prochaine humanité pour que chacun le prenne comme son affaire ? Il y a le retour de la notion de nature.

La première hypothèse de cet essai est de lier les hommes, la société et la planète d'une même corde. Cela s'appelle la santé globale. D'où l'ambition du titre pour éviter une dissection « anatomique » et académique classique de ce qui est biologique, psychologique et social.

Deux cliniques illustrent cette hypothèse de conscience : celle des hommes malades et celle d'une planète en péril. Elles ne sont plus posées l'une distincte de l'autre ou l'une dépendante ou causée par l'autre. Elles partagent clairement une perspective commune cruciale du danger avec le réchauffement climatique cassant les écosystèmes. La pandémie du Covid-19 (2020) est le premier avertissement de cette rupture d'équilibre entre l'homme et la nature. Partant que ces deux cliniques, la santé globale est proposée comme un terme premier dans la logique du sens d'un bien-être général.

De cette définition de la santé, le bien-être est un programme et un objectif. Il impose une déontologie individuelle cohérente avec une éthique collective contre le quant-à-soi, l'isolement, le repli narcissique. Entre l'humain ou l'inhumain, être altruiste et solidaire devient un impératif nécessaire. Ce qui se construit dans la tête, son esprit l'organise et son corps le mettra en actes. La santé s'imposera comme un bien commun. Concevoir, représenter et créer une santé biopsychosociale, c'est réfléchir politiquement. Une psychologie politique est notre outil en constitution. C'est notre seconde hypothèse.

--- oo ---

Notre mental organise l'idée d'un bien-être de façon à la fois concrète et abstraite, individuelle et collective. Ce désir d'avenir équilibre et coordonne les intentions et les mouvements du corps humain et du corps social parce que le bien-être est aussi en soi une ligne d'horizon. Cette disposition oriente la vie pour avoir le meilleur, et elle ne peut être que vertueuse. Le progrès est le moteur de la culture et de la civilisation, et concrètement du niveau de vie. C'est une dynamique humaine optimiste. Elle donne une impulsion au mouvement d'aller du bien-être quotidien d'aujourd'hui vers un lendemain meilleur déjà anticipé dans l'idéal. La santé personnelle se bonifie de cette façon grâce à une autosurveillance entre deux moments de vie. La santé collective pareillement. Il ne s'agit pas d'avoir la maladie ou d'être malade pour reconnaître le bienfait de la santé, ni de se référer à une catastrophe pour s'en souvenir. De la même façon, la santé communautaire ne peut se reposer sur une tranquillité sociale en attendant de passer d'un conflit au suivant pour le régler. Avec l'idée première de santé bien-être, c'est une politique de prévention du pire et d'anticipation du meilleur. L'on ne peut s'en tenir aux conflits destructeurs, et aux maladies douloureuses. Ni rester dans l'après-coup pour récupérer la santé, tirer des leçons et des expériences pour le rétablissement. C'est un raccourci de mettre le conflit au centre pour structurer l'humain, et non la santé. Sans ce changement épistémologique, le bien-être n'est pas guidé par une éthique de la santé mais par la crainte que cela aille mal. Dit autrement, une bonification pour le bien-être supervise le mouvement de réparation contre le pire.

En philosophie asiatique classique, le « *Juste Milieu* » est un idéal d'équilibre du mouvement d'un état à l'autre. Cette notion qualitative est universelle, valable pour l'individuel et le collectif comme une vertu fondatrice de « *l'Harmonie* » d'un monde hétérogène. Ainsi, un pont culturel dira que la santé sera harmonieuse par un faisceau d'arguments cliniques individuels et collectifs. D'abord, l'homéostasie de Claude Bernard est une physiologie de renouvellement du milieu intérieur stable ; la santé, c'est le silence des organes. Ensuite, le Juste milieu est une vertu humaine et sociale pour une harmonie publique. Enfin, par extension, la paix sociale reflète l'équilibre dynamique des mouvements humains personnels et sociaux capables de consensus et de débats. Sans aucun projet de bien-être et d'harmonie, ce sera le déclin, le dépérissement ou la mort si l'homme n'imagine pas son propre renouveau. Tout mouvement demande un gradient d'énergie et un différentiel de valeurs. Cela peut être intentionnel, organisé ou accidentel au-delà des événements erratiques ou chaotiques. L'organisation mentale de cette vitalité s'appelle la psychologie politique. Le maître d'ouvrage et d'œuvre est « *l'Homo politicus* », stratège des mouvements internes et sociaux.

Il y a deux prérequis.

Le modèle « *biopsychosocial* » est probablement le modèle le plus ouvert aujourd'hui pour dépasser les modèles anciens anatomocliniques et biomédicaux sur la maladie et le malade. Il a été proposé par GL Engel en 1977 et 1980.
(1) Engel GL. *The need for a new medical model: A challenge for biomedicine*. Science 1977 ; 198 : 129-96.
(2) Engel GL. *The clinical application of the biopsychosocial model*. Am. J. Psychiatry 1980 ; 137 : 535-44.

Ce modèle comporte certaines caractéristiques. Il est centré sur la personne et l'originalité tient de la prise en compte des dimensions psychologiques, mentales et sociales dans la genèse des troubles et dans le rétablissement. Il ouvre une approche holistique de la maladie, pas de la santé. Ce concept du biopsychosocial me servira de cadre à une psychologie politique.

Il y a une distinction entre une psychologie politique et une politique psychologique qui use de la persuasion ou du conditionnement d'une foule à un programme politique et à suivre le chef. La démagogie, le marketing politique et la propagande en sont des modalités connues. Ensuite, une psychologie politique attaque un autre champ qu'une psychologie sociale selon les thèses de Gustave Le Bon (1841-1931) exprimées dans « *la psychologie des foules* » (1895). Je ne pense pas que l'individu soit rabaissé puis aliéné durablement par une foule, ni l'existence de personnes supérieures qui justifient l'eugénisme d'un darwinisme social. Les thèses de Wilhelm Reich (1897-1957) dans « *La psychologie de masse du fascisme* » (1930-1933) considèrent le développement libidinal des hommes et de la société comme analogues avec leurs avatars névrotiques et psychotiques propres. Dans « *Psychologie des masses et analyse du moi* » (1921) par exemple, Sigmund Freud (1856-1939) évoque une disposition politique de l'appareil psychique face aux pressions collectives. Dans la mise en place ses topiques, le surmoi est une instance légiste ; le moi est identitaire, le bras d'action et le ça s'apparente à une réserve de ressources, à un espace de pulsions générationnelles. S. Freud met en évidence les conflits internes entre ces topiques, l'opposition entre le moi et le surmoi au nom d'une liberté libidinale et des actes de compromis conformes à une éthique personnelle et publique. Selon moi, le conflit intrapsychique est de nature politique. L'époque de Freud avait des considérations « mécanicistes » de l'appareil psychique. La notion d'un narcissisme d'identification et d'adaptation me servira d'arguments pour une psychologie politique des identités matures de la personne dans sa « carrière citoyenne ».

--- oo ---

Cet essai part d'une clinique empirique sans académisme par la manière dont la santé participe au savoir populaire. Ce témoignage des situations de santé échappera aussi aux enquêtes : ce sera du sens commun comme une synthèse *ad hoc* entendue « au café du commerce ».

Que vaut l'opinion d'un citoyen *lambda* qui aura avec ses amis, parlé de leur santé ? Une outrecuidance intellectuelle ? L'on se salue avec la question rituelle : comment allez-vous ? À partir de là, il serait tout aussi intéressant de valoriser – ou de rééquilibrer – les considérations générales populaires autrement que par des anecdotes, des émissions de télévision et ses caricatures, ou lors d'un événement majeur comme la pandémie de 2020. C'est-à-dire comment comprendre une référence collective de santé, ce que la personne a reçu des discours publics. Inversement comment en bonne santé, elle se sent responsable de la santé collective. Le comportement du fumeur est illustrant : il ne fume plus près des autres pour ne pas créer un tabagisme passif mais les campagnes de santé publique contre le cancer ne le concernent pas. La santé entre dans l'espace délimité par « Liberté, Égalité, Fraternité » : qu'est-ce qu'elle doit semer pour récolter ?

L'on peut parler de la santé en lui donnant le sens d'un terme premier dans cet objectif du bien-être sans passer par la maladie ou par la peur de la mort. Et sans les idéologies du bien-être.

De son expérience de vie, chaque homme a dans sa tête, une idée voire une thèse de son état de santé et celui du monde, à commencer par des projets les plus simples : organiser le lendemain, faire face aux événements qui l'entourent et qui le toucheront. Quand cet homme est dans cette disposition, il n'a pas (plus) une idéologie de la santé. Le signe fondateur d'une bonne santé, c'est la maîtrise du temps par le projet. Elle procure un sentiment de sécurité relative tant que « les organes sont silencieux ». C'est le socle des activités, de la force de travail, du sens de l'utilité de l'activité. Chaque thèse sur l'avenir fait reculer l'inconnu, et la santé fait l'écho d'une question archaïque de l'humanité sur le Mystère de la maladie. Les cultures ont leurs médecines traditionnelles de soins et de prévention (la diététique par exemple) et les civilisations leurs religions pour répondre à ce Mystère. Pour certaines, Dieu est le détenteur unique de la Vérité, le protecteur de la santé, le rempart contre le mal.

Pourtant, l'homme reste curieux et veut maîtriser son savoir pour se tranquilliser. Ses connaissances sont-elles suffisamment prises en compte au-delà de la consommation de produits dits de santé ? Avec le progrès, l'homme construit une vie intéressante, enrichit ses besoins essentiels et complète ses connaissances. C'est surtout vrai dans les pays riches et chez les populations bien dotées. Après les nourritures terrestres, les besoins de nourritures intellectuelles et morales s'expriment. La demande de « mieux-être » fait de la santé, un enjeu de vitalité et d'éthique.

--- oo ---

Trois sources sont là pour signifier la santé collective au service de la santé individuelle : les médias, les réseaux de voisinage et le contact avec les pouvoirs (y compris le pouvoir médical). Elles apportent un savoir profane et élaborent une « médecine populaire ».

Être en bonne santé, c'est se distraire. À part les émissions thématiques et d'informations régulières, l'on assiste à du divertissement d'amusement ou bien de connaissance générale où les participants font appel à leur mémoire ou à une érudition autodidactique. Ailleurs, les pays pauvres et émergents diffusent beaucoup d'émissions de distraction et de rencontres sportives (surtout le football) entrecoupées de longs messages publicitaires. La télévision devient un écran support de promotions commerciales de vente à distance surtout quand ses sources financières dépendent de la santé des entreprises. La culture par le divertissement est l'application de la théorie de l'apprentissage par le jeu. Il y a une infantilisation. Alors qu'à l'école la récompense se passait par les notes et l'accès aux savoirs, la culture générale à la télévision devient un pari de gains des participants après une série d'épreuves sélectives. Il y a rarement une formation de l'esprit critique mais un spectacle pour l'esprit sauf les émissions littéraires quand elles existent. L'écran fait rêver de voyages et de belles demeures pour condenser un monde de frustration de tous ordres. Ces émissions donnent la part réduite au raisonnement et à la réflexion qui est canalisée par des faux débats conduits par de vrais polémistes. Voici « la valeur santé » des divertissements de l'esprit qui s'évade du quotidien.

Être narcissiquement présent sur le réseau. La télévision met la personne en consommateur d'images et de commentaires dans la passivité. La personne a un besoin d'échange, et elle va vers les réseaux sociaux : la nature du contact et la pratique de son savoir changent. Être actif, pouvoir dire mais cela apporte-t-il plus de santé ? L'instantanéité des informations vaut pour une authentification du savoir et le nombre de connexions vient crédibiliser ce même savoir. Mais connaître ou partager une information, est-ce un savoir connaissance ou le partage d'une intimité ? La multiplicité des sources d'information aiguille le sens critique. Chacun veut ou peut devenir un acteur, au moins pour le moment d'une satisfaction narcissique. Un quidam peut se faire journaliste et commentateur de la santé du monde. Cet auteur espère en une « diffusion monde » – une propagation virale – qui lui donnerait une notoriété (éphémère) comme un soignant méritoire. Pouvoir s'exprimer, avoir son mot à dire, c'est être autonome d'esprit et entretenir son opinion sur le monde. Le « lanceur d'alerte » dénonce une insincérité du monde et pose la question éthique des informations. Ainsi la vitalité des personnes sur les réseaux sociaux serait-elle un indicateur de santé collective. L'anonymat sur le réseau fait revenir la question de la responsabilité individuelle et collective.

Douter, c'est être sain d'esprit. La notoriété et la parole du chef telle la Parole du Maître, ne suffisent plus. La crédibilité et la légitimité ne s'associent pas toujours. Le contrôle, la vérification, le doute tiennent lieu de légitimation de la pensée. Pouvoir le faire, c'est manifester une pensée autonome que l'on est en droit d'interroger la valeur de vérité d'une parole, et celle du statut de l'orateur émetteur. Et l'on met au même niveau de valeur, le statut individuel et le statut institutionnel ; les informations individuelles et collectives devront avoir le même degré de certitude. Dans cette déconfiture des niveaux de confiance, le lien se relâche entre la santé, les procédures de sécurité et ses représentations symboliques. La blouse blanche et le titre ne suffisent parfois plus parce le doute méthodique scientifique et le doute profane lié à des croyances ou à des peurs sont mis ensemble. La télévision et les réseaux sociaux y participent, y gagnent même. Le doute de la prudence scientifique est pris dans la nasse du doute commun et populaire contre lequel les réseaux d'information rivalisent sur le « rien à cacher et tout à mettre à découvert ». Il y a une disqualification de la connaissance savante par un exhibitionnisme de l'information. Lors de la pandémie du Covid-19 en France, un ancien ministre de la Santé, médecin de surcroît, lance une pétition pour l'usage d'une molécule en dehors des indications légales. Le doute devient une marque de puissance narcissique – individuelle et collective – pour défier l'autorité du savoir mais pas pour questionner la prudence, partager le bien-fondé existant des choses et appeler à la modestie. L'on n'est pas d'accord avec « son » président de la République et l'on veut le changer. Il suffirait d'avoir un micro complaisant en face pour dire « son exigence » comme une vérité majoritaire. Mais l'on se tait lorsque l'on n'est pas d'accord avec le patron qui peut vous mettre à la porte. La République ne met pas ses enfants à la porte. L'éthique de la dignité citoyenne et de son bien-être collectif est à repenser.

Deux conditions bordent la santé biopsychosociale d'une « *carrière de citoyen* ». D'abord, la synchronie des certitudes du savoir sur la santé avec l'honnêteté des corps incarnés (les personnes physiques et morales, les appareils institutionnels). Ensuite, la diachronie de la légitimité et de la crédibilité des corps de délégation et des symboles qui font le ciment de confiance d'une communauté de culture (l'histoire) aux politiques de santé planifiant les lendemains. Il faut une éthique privée et publique de confiance au système de soins.

Il y a une course à mener ensemble pour maintenir le progrès comme le moteur du bien-être. Le peloton à la tête de la course n'oublie pas les derniers arrivés. Une équipe de logistique ne laissera personne sur la route. La solidarité est la bonne santé de la communauté et elle indique l'égalité citoyenne aux soins. Et tout le monde est embarqué dans le même véhicule de l'histoire : le citoyen est libéré de la peur de la maladie non soignée. La seule idée de se référer ensemble au bien-être construit l'éthique de solidarité d'être en confiance entre soi. Être deux personnes, c'est déjà de la santé partagée. Si cette idée n'était que pour soi-même, des jalousies narcissiques et des rivalités paranoïaques referaient les prochaines guerres. C'est de l'autisme de la cupidité absolue que d'imaginer la santé comme une marchandise.

« La médecine est une science sociale » (Virchow)

La médecine se fait « au lit du malade » selon l'étymologie du mot clinique. Cette rencontre avec la maladie est aussi un rendez-vous de personnes dans une unité de temps, d'actions et d'organisations fonctionnelles. Il y a une cause à la situation, un début et une fin partagés par les parties. Le soin décrit un plateau technique, la guérison et le retour à la bonne santé.

La séquence clinique est classique : la recherche de signes, de symptômes objectifs et subjectifs, l'établissement du ou des diagnostics et la prescription des traitements. La clinique moderne ajoute la prévention primaire, la surveillance et la prévention secondaire et tertiaire de la rechute et de la récidive. La personne retrouve son état antérieur, recouvrant la santé. Enfin, elle s'élargit aux facteurs environnementaux. Au long de cette séquence hippocratique, il n'était pas courant que la parole circule entre les personnes. Autrefois, la relation médecin malade était peu ou prou prise en compte, la subjectivité du professionnel pas plus.

Aujourd'hui, le soignant a appris à écouter la personne malade et à lui laisser s'exprimer ce qu'elle comprend, comment elle explique son état de maladie et son vécu. À une demande d'aide, il y a une offre de soins, et également une confrontation de savoir. Il peut y avoir une entente de type commercial et un rapport aigu de pouvoir. Enfin, une consommation de temps.

La clinique actuelle met en général une personne qui sait (ou qui pense savoir) en face d'une personne qui ne sait pas ou ne sait rien (ou elle le pense ainsi). Ce rapport au savoir peut « envahir » le malade qui préfère rester silencieux. Ce n'est pas une posture passive de soumission mais un rapport particulier de pouvoir médical de l'ordre du fantasme de la vie ou la mort. C'est pourquoi le consentement du malade et la confiance accordée au praticien sont des décisions politiques mais qui ne relèvent pas d'une délégation classique de pouvoir entre concitoyens.

Cette relation particulière est politique. Elle est d'abord installée par une relation de faire faire certifiée. Qualifié par son diplôme, le professionnel montre un savoir-faire ; il « gouverne » par titre, la situation. Le malade consent à laisser le professionnel agir : c'est une délégation en connaissance de cause et en confiance. Ensuite, c'est une situation de communication où la subjectivité et l'objectivité des deux parties ont la même valeur politique et décisionnelle que les motifs de la rencontre. La subjectivité est prise en compte comme une objectivité circonstanciée sous le terme générique de souffrance. Il y a ainsi cette double transversalité déterminée par la hiérarchie opérationnelle entre le soignant et le soigné, et par l'empathie humaine entre concitoyens par le soin. Cet espace organisé est démocratique parce que le soigné a le pouvoir du choix sauf les urgences. Il affecte un sens particulier à la confiance d'abord entre les protagonistes. C'est ensuite la confiance amplifiée en la liberté, l'égalité et la fraternité dans le soin. Cette double confiance traduit un sentiment de sécurité qui rentre dans l'éthique de la condition citoyenne. On peut avoir peur qu'une opération chirurgicale ne rate mais il n'y a aucun doute sur la compétence du chirurgien.

Malheureusement, ce n'est pas encore comme cela dans tous les pays, ni distribué de façon équilibrée sur le territoire d'un même pays pour une même population. L'histoire nous apprend que sans cette éthique universelle, le pouvoir médical se règle de façon uniquement politique. Le régime soviétique justifiait ses conceptions de bien-être par une société en bonne santé (ses athlètes le prouvent) avec des hôpitaux dédiés seulement aux membres du Parti. Inversement, un rapport de soin de type uniquement commercial fondé sur les seuls paramètres d'offres et de demandes annule cette éthique citoyenne ; telle est la situation des pauvres aux États-Unis.

L'on avait vécu avec l'idée d'une santé allant de soi comme un état naturel. Puis, il fallait y investir comme une activité économique. Aujourd'hui, la santé est un terme premier au même titre que la vie, l'amour. Sa réalité est holistique. Comment définir les espaces de la société qui font valoir la santé ? L'on parle déjà de la santé des entreprises, de la bonne santé de la bourse ou des psychoses collectives. Mais quels sont les repères d'une santé globale à côté des indicateurs sanitaires ou démographiques comme l'espérance de vie, la mortalité par le tabagisme ?

Il faut un saut épistémologique.

Avant d'être un terme premier, la bonne santé de la société se définissait par l'organisation du système de soins, et *pourvu qu'elle soit bonne*. Déjà l'accès aux soins et l'assistance aux secours participent à la solidarité publique et au sentiment de sécurité.

À l'autre bout, au niveau individuel voire intime, le mental organise aussi psychiquement sa « politique interne » de perception du mal, du malaise, de la maladie pour décider d'aller consulter le système de soin. Une vigilance sur la santé, une tergiversation mentale pour décider un soin est équivalente à un débat intime devant ce qui va mal selon une sensation perception. Et à cette situation, l'homme « s'obéit » avec discipline puis « se » met en acte en toute conscience. Son bien-être personnel est lié au bien-être collectif.

Autrement dit, certaines pathologies humaines et les crises sociales peuvent avoir en commun un état de souffrance. Cela veut dire que dans l'idéal, la santé des hommes et de la société est liée bien que cela soit moins visible. Le saut épistémologique à faire, c'est rompre la notion d'une société en bonne santé déterminée par l'organisation du système de soins, et par le « *pourvu qu'elle soit bonne* », c'est-à-dire par une économie marchande de la santé. Ainsi, la santé prendra la puissance d'un terme premier par le dogme vertueux du progrès : l'homme est mortel mais pas la vitalité de l'humanité. Par rapport à ce dogme, la maladie humaine et le conflit social peuvent être considérés des accidents de parcours vers le bien-être.

Que veut dire cela dans le mouvement de progrès allant d'un mieux-être au mieux-être suivant ? Il y a deux fonctionnements successifs ou alternatifs.

Les disputes, les maladies déviances (au sens large) et les conflits peuvent venir des considérations différences sur le progrès. Dans l'histoire, les accidents de parcours seront inévitables. Si une telle loi invariante sert à structurer le chemin d'avenir, cela signifierait que les maladies et les conflits font partie des mécanismes naturels de sélection, et que l'homme a le pouvoir de dominer la situation et d'avoir raison sur son prochain. C'est le fonctionnement du *tiers exclu*. Certaines pratiques politiques usent de ce tiers exclu comme un impératif absolu pour désigner et éliminer un adversaire.

L'autre approche. Dans la mesure où la santé des hommes, la santé de la société et la santé de l'environnement se rejoignent dans une même perspective de bien-être de l'humanité, l'on est bien dans une trajectoire à des échelles de saisies différentes et variables pour une même considération de la santé en tant que terme premier. Je reprends l'hypothèse holistique de la santé globale. La santé porte un corps positif de progrès, et la maladie et le conflit sont des accidents de parcours qu'il eut été possible de prévenir ou d'anticiper. En conséquence, ces accidents de parcours ne sont pas toujours inévitablement nécessaires à la construction historique. Ce sont plutôt les conséquences et les expériences tirées de ces accidents de parcours qui servent de leçon à l'Histoire. C'est la capacité humaine à tirer une leçon des événements qui est l'invariante de l'Histoire. Et pouvoir le faire ainsi, est une marque de bonne santé. Et corrélativement une marche vers le progrès pour bâtir du bien-être peut se faire sans passer nécessairement par des maladies infantiles (terme de Lénine) ou par des conflits mémorables. D'une part, ces accidents sur le parcours d'une santé globale sont prévisibles voire évitables si l'on maîtrise le processus ou le mécanisme. D'autre part, ces accidents par leur violence laissent des séquelles traumatiques. C'est donc un mécanisme du *tiers inclus* qui intègre les « leçons et expériences » des accidents du parcours individuel ou collectif des hommes comme des « symptômes bruyants » et non comme des facteurs nécessaires et inévitables de l'histoire.

La maladie et le conflit sont parfois « nécessaires » car imprévisibles, et à d'autres fois, ils sont évitables car prévisibles. C'est sur l'hypothèse du prévisible que la santé globale adopte une approche probabiliste au lieu de chercher une causalité. L'on dira la part du biologique, du psychologique et du social dans la santé globale. Cette universalité de la santé comme un terme premier rejoint les notions d'Harmonie et du Juste Milieu.

D'abord, cette approche justifie la fonction intermédiaire de la médecine préventive entre la médecine clinicienne et la santé globale. Ensuite, le tiers exclu ne doit pas exclure le fonctionnement du tiers inclus. La tolérance est nécessaire pour que la globalité ait un sens ; la qualité « démocratique » de la santé vient avec la maturité du narcissisme collectif altruiste (que nous verrons). Aussi, la santé globale opère par le choix « politique » de ses facteurs alternant les mécanismes du tiers exclu et du tiers inclus : la psychologie politique met l'éthique au centre comme l'axe du bien commun. Si ce n'est que le tiers exclu, la santé globale serait politique avec des arguments pour dire l'ami et exclure le non-cotisant. C'est donc la violence sanitaire à répétition. En revanche, si l'on considère *a priori* et par une expérience historique qu'après la maladie et le conflit, l'éthique et la vertu seront améliorées, c'est un tiers inclus qui apporte le sens (et le pari) de ce qu'est le bien aujourd'hui pour un meilleur le lendemain. Cette route est concrète, moins violente parce qu'elle s'évalue en consentement, en douleur, en souffrance et surtout en capacité collective de bonification.

Aussi la santé sera un terme premier portant la dimension d'un holisme. Il englobe le débat sur la maladie et le conflit comme des événements qui composent la marche vers le bien-être. La médecine apportera son matériel et ses méthodes pour ce savoir en construction. L'éthique est la clé pour améliorer la santé globale. « La médecine est une science sociale » déclare le pathologiste allemand Rudolf Virchow (1821-1902).

--- oo ---

Un malade silencieux n'est pas un ignorant et l'inverse n'est ni vérifié, ni vérifiable complètement. Cette situation inconnue oblige le professionnel à être modeste et à évaluer le possible. Quelle est sa valeur ? Un silence peut être un savoir caché ou un manque de savoir. Le non exprimable ou le non exprimé ne signifie pas le néant ou un vide de sens. Cette première incertitude sur le savoir handicape le citoyen souffrant. Elle peut ouvrir la porte à un abus de pouvoir médical.

Une deuxième incertitude sur l'exercice des soins vient d'un détournement de sens et de finalité de la santé. Le dispositif de soins décrit un plateau technique avec des praticiens. Mais le dispositif budgétaire décrit une offre de service en face d'une demande de soins. À partir du moment où le statut de malade change pour celui d'un usager, la guérison devient un indicateur de satisfaction et de péréquation entre l'offre et la demande. Le dispositif fonctionnera à flux tendu : pas de « stock » de lits, de personnels, d'équipements équivalents une immobilisation du capital. L'usager donne une note, le praticien sera rémunéré à la productivité de son activité (le T2A). C'est un détournement de l'éthique hospitalière au sens propre. Or, le soin engage l'idée de la vie préservée contre celle d'un risque grave. Tout argument contre une gestion commerciale du soin n'est pas reconnu tant que la santé n'est pas un terme premier comme un bien national. Le contrat de soin fait partie du contrat citoyen.

Enfin, le code de santé et de déontologie encadre l'exercice professionnel. Cela fait partie du cadre politique de la société. Bien que certains pays imposent un cadre financier au système, il y a encore une clôture pour protéger l'acte soignant. Il n'y aura jamais une transaction monétaire entre l'idée de santé, le temps consacré, l'accès aux soins et la disponibilité des professionnels et la satisfaction des « usagers » guéris. Aujourd'hui, il y a un détournement pervers de cette volonté d'organiser cette transaction en comptant sur le dévouement « sans compter » des soignants, en faisant valoir leur technicité et une technologie qui répond au rapport : efficacité/coût. L'éthique d'un travail bien fait, recule. Une troisième incertitude vient de l'application des normes systémiques *versus* les normes cliniques. Un médecin n'utilise pas son stéthoscope en téléconsultation, ni n'examine les amygdales sans faire ouvrir la bouche de l'enfant. Que dire des traumatismes psychiques ?

L'exercice moderne de la santé devait ainsi trouver de nouveaux outils pour réduire ces principes d'incertitude. Et la psyché est à la manœuvre avec ses instruments quand selon Protagoras, « *l'homme est la mesure de toute chose* ». Où en est-on pour faire cela ?

Un savoir-tout-bien-faire-tous-ensemble – le dogme de la flexibilité et de permutabilité – a rationalisé l'exercice clinique et transformé la culture de soin en une culture d'entreprise. L'on confondait – par ignorance ou par idéologie – le concept de santé qui est un terme premier, avec l'activité soumise aux offres et aux demandes de soins. Cette confusion a été théorisée en doctrine gestionnaire. Le mécanisme psychique pour étayer cela s'appelle la « *réification* » ou la « *chosification* » de l'humain et de ses souffrances. L'homme malade est représenté comme un objet porteur qui véhicule un objet marchandise appelé la maladie. L'objet du soin condense la personne et la maladie dans une unité que la clinique règle en un seul bloc : la maladie est la chose à traiter et la personne est la chose de la chose à traiter également. Ainsi le corps physique du malade hospitalisé est « à l'hôtel ». Il paie un forfait hospitalier comme un coût d'hôtellerie à la nuit, il peut même commander son repas chez un traiteur agréé après avoir payé son téléphone et sa télévision de chambre. L'on paie le confort. Or le premier principe d'incertitude sur le savoir perdure malgré les réponses commerciales et réglementaires. C'est pourquoi son irréductibilité explique l'obligation de moyens dans le soin mais pas (encore) l'obligation de résultat. Et pour garder une confiance aux résultats, les convictions ou les croyances religieuses ont leur place. Humainement, soigner, c'est éthique ; et guérir, c'est un vœu.

S'associent une éthique de santé globale et les vœux de réussite.

Premièrement, l'humain. La santé holistique porte intrinsèquement les conditions de son succès parce qu'elle s'adresse à l'humain. Les soins aux victimes de catastrophes ou aux blessés de guerre illustrent la pureté de cette éthique. Cette éthique universelle a été initialisée par le Mouvement international des Croix-Rouges et Croissants-Rouges. Le prochain défi moral du monde sera la santé des réfugiés quand comme depuis jamais, la planète n'en a compté autant.

Deuxièmement, le sauvetage. La résolution d'une maladie ou d'un conflit, se fait d'abord par un mécanisme de distinction. Le soin vient après pour « expulser ou expurger » la cause de la maladie ou du conflit et « sauver » la personne entière et restaurer le biopsychosocial.

--- oo ---

Que veut dire LE politique dans une médecine scientifique et sociale ?

Parallèlement aux disparités en équipements et en dispositifs, il existe des populations exclues ou marginales du système. Cette inégalité est intolérable, en ce qui concerne l'éthique. En ce qui concerne la pratique, cela touche aux limites concrètes et aux capacités du système qui va (quand même) réparer ses failles parce qu'il reste un fonds d'humanité en l'homme. C'était la politique sanitaire française pour ses citoyens malades lors de la première vague pandémique du Covid-19.

Pour réduire l'écart entre la réalité et l'idéal, il faudra poursuivre ce vœu : intégrer une éthique universelle à une conception idéologique du monde futur, c'est-à-dire réinjecter une position universelle à une posture circonstanciée. Sans cela, ce sera le retour au premier plan des principes violents du tiers exclu idéologique pour défendre les conceptions de pureté et d'univocité. La barbarie et la cruauté guettent. Aussi, la réponse idéologique à cette situation hétérogène ne devra être qu'éthique, « *quoi qu'il en coûte* ». Il ne s'agit pas d'homogénéiser le dispositif mais de « fabriquer » et de nourrir un double vœu pédagogique : rapprocher la réalité de l'idéal du bien-être et croire en des hommes vertueux pour faire cet avenir. LE politique, c'est de penser cet holisme de la santé des hommes et du monde comme un bloc sain pour récupérer les situations marginales. Faire cela, c'est faire LA politique de santé. Dit autrement, cet holisme de la santé aura comme instrument une épistémologie de la santé, à commencer par comprendre la médecine préventive et prospective comme une médecine sociale puis comme une santé anticipative dans une projection temporelle. Sa doctrine est simple : aller vers le bien-être en évitant la maladie et le conflit. Est-ce utopique ? Ou bien rendre ce projet aussi possible que possible.

Je suis incapable, ni n'ai les compétences pour « bricoler » une approche disciplinaire autonome à partir de la sociologie et de la psychologie. Il me semble par contre légitime à partir de la clinique, de repérer puis poser la santé comme un dénominateur commun multiple qui organise le monde. Cela fait plus que jamais de la santé, un terme premier vécu quand l'humain peut dire en toute simplicité, « je me sens en bonne santé ! ».

LE politique est le bras de levier de ce dénominateur commun aux différentes échelles sanitaires à partir d'une anthropologie clinique « bricolée » de la santé, de la maladie et de l'homme malade. Pour cela, il y a un plan mental à réinventer pour placer la santé en premier et que tout le monde la reconnaisse comme une ressource entre soi. La « psychologie politique » décrit les processus politiques de l'homme d'organiser son esprit pour son rapport au monde et en même temps et grâce à cela, de construire les rapports communautaires dont l'agrégation s'appelle l'adaptation publique, la culture politique et la vie sociale. Bref, une psychologie politique pour le vivre ensemble. Ce n'est pas une nouvelle version de la psychologie sociale. LE politique est le fil rouge – la boîte à outils – qui assure cette continuité entre l'organisation mentale de l'espace psychique interne et l'espace abstrait et symbolique social externe. Par conséquent, il n'y a pas de discontinuité entre les maux, les troubles et les conflits de et dans l'environnement et la personne par rapport l'item fondamental commun du bien-être. LE politique peut être une intuition très ancienne de l'anthropologie politique. La notion de « la santé de la nation » en devenant un concept idéologique, interroge cette psychologie politique des identités. Il y a un débat psychopolitique sur le narcissisme individuel et collectif et la maturité politique d'une communauté.

Le savoir médical, le pouvoir médical

L'on analyse la psychologie politique du pouvoir médical.

Le pouvoir médical est un pouvoir politique puisqu'il y a un commandement. Toutefois, sa transparence est particulière par des formules de conversion propre à la situation et à son exercice. Le choix démocratique prend ici l'aspect du consentement éclairé aux propositions ou aux décisions médicales, c'est-à-dire le pour ou le contre du démocratique, devient l'adhésion ou le refus d'une proposition. La part du doute est réduite comme l'est le choix. L'égalité citoyenne fonctionne sur ce mode d'une affiliation, et ici il n'y a pas d'adversaires. La liberté passe par le choix du praticien et la possibilité – parfois théorique – d'en changer à partir d'un rapport de savoir et de confiance entre le malade profane et l'homme de l'art. Ce pouvoir n'est plus unilatéral, ni justifié par la seule notoriété de ce dernier comme autrefois. S'ajoutent le poids et la valeur des connaissances disponibles et ouvertes au public par les réseaux d'Internet. Et en derniers rideaux, l'égalité citoyenne est garantie par une éthique, une promesse de réussite et une référence juridique interne – la conscience professionnelle et la déontologie. Dans l'après coup, un contrôle juridique ou judiciaire des résultats est en général, possible si c'est recevable

Le pouvoir médical est un pouvoir de projection. Il a trois épaisseurs politiques : le pouvoir de guérison qui touche à la vie, à la mort et au bien-être de l'individu ; le pouvoir de protection que porte la confiance collective en son système de soins ; le pouvoir de maintenir l'équité citoyenne face aux maux de santé. Le pouvoir médical comme concept ne signifie plus le pouvoir du médecin tout-puissant.

Quels sont les espaces de savoir des personnes à la rencontre du pouvoir médical ?

La population générale a des connaissances sur la santé à partir du bon sens, d'une culture d'information et des comportements de sécurité. À des degrés différents, la personne a « *un savoir scientifique de base* ». Quand ses connaissances de base sont débordées, un seuil de perception signale le danger : la personne fait intervenir le professionnel et le pouvoir médical salvateur sur elle. C'est un appel à l'aide adressé aux dispositifs médicaux et sociaux. À cet instant, le pouvoir médical permet de distinguer deux formes de savoirs issues du corpus de base. Ce sont deux savoirs scientifiques parallèlement actifs qui se rencontrent dans une même clinique : « *le savoir scientifique savant* » du professionnel et « *le savoir scientifique profane* » du grand public instruit et participant. Ce savoir profane tient aussi du niveau de l'instruction générale et de formation de la population. C'est la notion d'hygiène, de diététique par exemple. Il est variable selon la pyramide des âges, le statut professionnel de culture et la disponibilité cognitive, financière et sociale de la personne. Et aussi des dispositions psychologiques de la personne face à la douleur et aux difficultés de la vie.

Le pouvoir médical est aussi institutionnel. Il englobe la puissance du système de soins en matière d'accès et de disponibilité, et l'efficacité des deux formes du savoir scientifique, celle du savant et celle du profane. Et en dernier rideau, celle des investissements publics. Il y a ainsi d'un côté les limites du cadre du système de soins. De l'autre côté, l'on a affaire aux limites liées au discernement, au jugement et à l'interprétation des personnes en situation. Le caractère commun de ces deux limites est le degré de confiance et d'acceptation personnel, public et populaire accordé au système et aux réseaux de savoir. Cela alimente par un effet de retour, la confiance qu'a la population en son savoir profane propre pour faire les autodiagnostics, les automédications et les autosurveillances. Cela étaierait la notion de « *maturité psychopolitique* » qui serait la résilience collective à l'inhabituel. L'homme devient ainsi et aussi son soignant et participe à la politique sanitaire en supportant des espaces inquiétants de non-savoir. Tout le monde a une armoire de pharmacie chez soi et consulte des sites de santé. Dit autrement, la médecine préventive et prospective liée historiquement à la clinique s'ouvre aujourd'hui aussi à la personne pour elle-même. C'est une conduite politique d'anticipation : l'hygiène de vie alimente l'idée d'un bien-être.

Ainsi, la médecine déborde le cadre de son plateau technique et du temps soignant à proprement parler. Et pour dire aussi autrement, le soin déborde de l'adéquation entre une offre, une demande et une satisfaction. L'acte soignant est la concrétisation d'une politique globale, humaine, sociale, économique dans un environnement éthique qui se met à la disposition de ses membres. La société prend soin de ses citoyens. Cette solidarité n'est pas une consommation de service quand le malade est un client de l'hôpital supermarché. Ramenée sous ces deux angles complémentaires – le politique et le social – la médecine dévoile une similitude systémique de gouvernance de projet : la clinique de la personne et la clinique du groupe social sont toutes deux, portées par la question universelle de la souffrance et celle du bien-être. Et concrètement, s'opère une deuxième jonction grâce aux savoirs : la médecine préventive et prospective est une médecine sociale où le citoyen est acteur, concepteur et bénéficiaire.

Ainsi, le projet commun du bien-être de la personne et de la société soutient l'hypothèse de ponts de savoirs entre une clinique de la personne et une clinique sociale. C'est le prérequis.

Bien entendu, je mets de côté la situation d'une personne malade dans un environnement sain et celle d'un environnement malpropre qui n'affecte pas (encore) la personne de pathologies aiguës. Toutefois, un environnement réputé sain peut être un terrain pour des pathologies chroniques selon les susceptibilités et comportements individuels (pathologies de surcharge par exemple). Inversement, c'est une illusion photographique de ne pas voir de pathologies humaines à côté d'un environnement trouble (réduction de l'espérance de vie par exemple). Ce sont des situations déterministes où l'analyse du lien de la causalité est différente de l'hypothèse psychodynamique proposée ici.

--- oo ---

Fabriquons un axe santé.

C'est un axe clinique continu traitant des formes de savoir du bien-être où l'individu et la communauté occupent les deux extrémités. Sur cet axe virtuel, plaçons trois items agrégés comme des représentations de la culture générale sur la santé. Ces items peuvent glisser sur l'axe :

> Item A) résulte de la connaissance scientifique savante du professionnel sur la norme, la normalité et l'éthique pour définir la santé comme un état de bien-être (définition OMS) ;
>
> Item B) résulte de la connaissance scientifique profane de la population sur la norme, la normalité et l'éthique pour décrire sa santé, son bien-être et dire sa subjectivité ;
>
> Item C) résulte d'un événement immédiat, extemporané ou selon une appréciation interne où la personne dit le malaise, le mal-être ou la maladie.

L'acte médical de consultation surgit à un temps [T] d'une demande de soins. Cela veut dire qu'à partir de leur déplacement sur l'axe, les trois items A), B) et C) se rencontrent et fondent la décision du profane à faire appel à un professionnel, à un savoir savant et à un dispositif de soin. Et le travail médical et thérapeutique du professionnel est de réduire ou de supprimer la tension du C) et de dire que [T] est dépassé : A), B) et C) se séparent. Son travail médical et politique – dans la même foulée – est d'investir également le B) pour la restauration de l'autonomie de pensée du profane vers son état de santé antérieur, donc de se projeter dans le bien-être. Le professionnel propose la médecine préventive et prospective. Après [T], le profane continuera de s'occuper de lui (la post cure) avec sa pharmacie à domicile. Il devient le délégué informel du professionnel, il a été son co-thérapeute, il a acquis du nouveau savoir. Il s'auto-médicalise. Il aura un autre comportement en cas de rechute ou de récidive. Il assure sa propre médecine préventive et prospective par exemple la pratique d'une hygiène alimentaire.

La médecine préventive et prospective – prémisse d'une santé globale – sert à empêcher ces points-item de se coaguler ou à retarder leur rencontre ou à réduire la tension au point C) en sollicitant ou valorisant le point B). Cela peut aussi enrichir le point A) ; on parle de recherche clinique.

L'OMS avait défini la santé comme un *état de bien-être* que complète la notion de la personne comme un *être bio-psycho-social*. Ces deux notions rendent compte d'une complexité qui supporte l'existence d'un mécanisme ontologique de fonctionnement qui « soude » le biologique, le psychologique et le social pour avoir un bien-être. La personne n'est ni dissociée, ni fragmentée. Ce même mécanisme devient anthropologique. Il relie aussi l'individuel et le collectif à la fois pour maintenir l'état commun de santé et une continuité des soins que la société apporte au bien-être. La douleur individuelle et collective partagée servira d'illustration. Avec ce mécanisme à double détente, le bio-psycho-social est phénoménologique et la psychologie politique explique « l'*Homo politicus* ».

Sur cet axe, les trois points sont mobiles, en mouvement selon le temps, les circonstances et les contenus. Nous avons ainsi repéré le temps [T] qui est le temps de l'acte soignant de la personne bio-psycho-sociale.

Dans la construction de cet axe, nous avons mis à son autre extrémité les valeurs de la communauté capable d'agir et de s'organiser politiquement. C'est justement la fonction politique de l'*Homo politicus* qui permet de pondérer ou de croiser la charge des valeurs et des savoirs de l'homme bio-psycho-social et celle des valeurs et des savoirs de la communauté.

Cela veut dire que sur ce même axe et par rapport à la communauté qui est à l'extrémité opposée à celle de la personne, le point A') est le reflet d'un corps de savoirs des élites, dit aussi le savoir dominant ou le savoir majoritaire ; le point B') porte le savoir populaire, dit aussi le savoir vulgate et les savoirs marginaux (des réseaux sociaux par exemple) ; le point C') reflète le malaise populaire, les frustrations collectives... Ainsi, vu à partir de cette extrémité de l'axe, les points A'), B') et C') peuvent glisser et se rencontrer : c'est le cas du conflit social ou aussi lors d'une échéance électorale pour exprimer un mécontentement ou bien après un événement *ad hoc* (un accident industriel type Tchernobyl, une pandémie...). C'est le temps [T'] du collectif.

En résumé :

La clinique de l'homme malade, c'est A) + B) + C) = [T].
La clinique d'un collectif en souffrance, c'est A') + B') + C') = [T'].

La continuité entre ces deux cliniques s'explique par la proximité de A et A', de B et B', de C et C' de sorte qu'il peut avoir une proximité des temps T et T'. C'est une « proximité transversale » qui relie par exemple, le savoir d'une élite au savoir spécifique d'un professionnel. Quand un multiple de [T] rencontre un multiple de [T'], que se passe-t-il ? Il y a aussi une « proximité longitudinale » entre la situation singulière du malade et son environnement collectif.

Je postule ainsi un rapport d'homothétie entre la série A) B) C) et la série A') B') C'). Les accidents du travail et les maladies professionnelles peuvent illustrer la situation d'homothétie [T en relation T'] avec un coefficient 1, c'est-à-dire neutre. Ailleurs, c'est l'épuisement au travail versus un travail pénible. Ou bien, la douleur dépressive que nous verrons. D'une façon générale, ce coefficient peut être en atténuation ou bien en accentuation telles les protestations d'opinion, les névroses et psychoses collectives.

Trois paramètres psychopolitiques alimentent et font le mouvement de ces items pour déterminer ce que doit être un progrès et comment l'imaginer : a) Le désir de changement à cause ou par ou à l'occasion d'un conflit ou d'une maladie ; b) Les résistances des savoirs en cours ; c) Entre la violence d'un conflit ou d'une maladie et la transition fluide du changement, il faut une éthique pour conclure. L'espoir d'un « *restitutio ad integrum* » est toujours présent dans les esprits comme la nostalgie du « c'était mieux avant ». La finalité est le progrès vers un monde avec moins de peine, de cruauté et plus de bien-être individuel et collectif. C'est pourquoi le conflit et la maladie peuvent être considérés comme des accidents de parcours, pas comme des événements structurant nécessaires. En tant qu'accidents, il sera toujours possible de considérer que l'on pouvait les prévoir, et après coup d'en atténuer les effets. C'est dire la primauté ou la prévalence de l'éthique comme la clé principale de résolution des situations A) B) C) et A') B') C'). L'humanité est optimiste.

L'éthique de la santé et la santé éthique

Le XXe siècle a connu deux guerres mondiales et bien d'autres guerres et des conflits armés qui parfois ne disent pas leur nom. Chaque partie prenante se dit légitime et toujours avec l'idée collective « d'en découdre ». Ce qui m'est proche est la guerre du Vietnam ou la guerre au Vietnam. Elle servira d'illustration à la notion d'un narcissisme collectif (le patriotisme) mais dans le même corps historique, il peut avoir aussi une guerre fratricide (l'amour de soi *versus* la haine de l'autre comme soi).

Une guerre contre l'autre et en même temps contre soi est-elle une constante de l'histoire pour unifier la nation comme une entité épurée grâce à l'unité symbolique de « tous comme un seul homme » au combat ? Comme la guerre de Sécession des États-Unis ? Contre le retour des souffrances et de la cruauté, la tolérance devient-elle une éthique pour vivre-ensemble ? Après le drame, il faudra restaurer une santé collective pour une société éthique.

L'humanité est lucide des drames à venir. Elle fait revenir aujourd'hui une éthique universelle au premier plan sous les effets du réchauffement climatique. L'on parle maintenant de la santé des hommes et de la planète engagée dans une « guerre » des hommes contre eux-mêmes. La démarche clinique est commune : le changement de comportement individuel et collectif.

C'est donc « *l'éthique de la santé globale* ». Une bagarre fait un blessé. L'on l'amène à l'hôpital et il sera soigné. Une guerre ou un conflit armé laissent des blessés, des réfugiés, des handicapés, une population civile meurtrie. À chaque problème de santé, le soin apporte le bien. C'est éthique.

Et que signifie alors « *la santé éthique* » ? L'utopie humaine rêve toujours d'un monde sans maladie, sans conflit, sans guerre. C'est le projet d'une santé éthique pour le monde, au mieux pour anticiper et prévenir la bagarre, le conflit et la guerre ou bien au moindre mal d'en atténuer leur effet. Ainsi, une éthique de la santé trouve sa fonction dans l'après-coup ; elle est davantage plus légitime encore si avant l'événement, avant un accident sur le parcours de vie et de l'histoire, il existe aussi un monde suffisamment éthique dont la santé partage de l'idée – encore utopique – d'un bien-être universel. La santé éthique, c'est être ensemble en bonne forme et se donner des nouvelles.

--- oo ---

Jamais, l'humanité entière n'a vécu de telles barbaries qu'au XXe siècle : l'holocauste, les bombes atomiques et des bombardements aériens nuit et jour en tapis, des ethnocides… Et pourtant, il n'y a jamais eu autant de richesses. Est-ce aussi l'application des convictions de la pureté pour un monde mécanique, scientifique, expertisé ? L'on laissera dans la mémoire des générations futures, des politiques d'État de « terreur de masse », de « destruction massive » ou d'« épuration ethnique » avec des hommes politiques peu scrupuleux pour justifier ces tueries. Il fallait pour les angoisses collectives, désigner des ennemis en bandes. Est-ce le début d'une lutte au final du territoire planétaire après un XIXe siècle de colonisation et de partage du monde ? Les effets mondiaux du réchauffement climatique au XXIe siècle révèlent pour toute l'humanité, une menace d'un autre type. Mais cette fois-ci, l'évolution a été insidieuse, progressive. Il n'y a plus d'ennemis nommés. Personne ne fera partie des « gagnants ». Sans une santé globale, c'est un suicide collectif lent qui s'annonce. L'homme est-il devenu son prédateur à moins que les pandémies et les guerres déclenchées lui fassent des places nettes. La situation est grave.

En 1946 fut fondée l'Organisation Mondiale de la Santé (OMS) juste après cette Seconde guerre mondiale si douloureuse. Aujourd'hui, elle formule pour ses membres des recommandations sur la santé des populations à travers ses objectifs du millénaire. Dès cette année-là, la définition de la santé humaine ne se réfère plus aux maladies, aux déficits et aux handicaps mais à un état de bien-être global à la fois concret et idéal, sans rupture de continuité. L'OMS deviendra plus opérationnelle, édicte des normes et s'autonomise de la médecine grâce à ce retournement de paradigme sur la santé.

L'on élargit la référence au normal pour mieux définir les pathologies sociales et l'impact délétère de l'environnement sur la personne. Le « ça va de soi » de la santé ne va plus de soi, le « naturel » a des critères différents du bon sens. L'on parle de la qualité de vie des hommes comme aujourd'hui de la qualité de l'eau potable. Ce n'est plus une question idéologique. Ces considérations nouvelles tiennent compte enfin d'une continuité entre les crises de société, les maux de civilisation et les atteintes de santé des hommes. C'est un retournement de paradigme. Cela veut dire que la santé et le bien-être représentent un but universel raisonnable.

Ce n'est pas une utopie bien que cette définition ait été un instrument idéologique de la guerre froide à la fondation de l'OMS. On voyait comment chaque camp diaboliser l'autre camp et promettre à ses partisans la prospérité, le bonheur, la liberté comme des sources de bien-être. Avec la santé globale, il serait possible de se hisser maintenant au-dessus de l'idéologie mercantile qui gère le système de soins en considérant cette santé comme un bien public, le génome culturel du vivre ensemble.

Cette définition vient *in fine* comme la réponse positive de l'intelligence humaine universelle à l'histoire au-delà de l'idéologie. Ce n'était pas seulement une réaction à la folle barbarie de la Seconde Guerre mondiale entre les bons et les méchants. Ce retournement de paradigme met progressivement au jour une nouvelle conception de la santé comme une pensée universelle de moins en moins dépendante et inféodée à une idéologie politique de prise de pouvoir ou à une idéologie commerciale de marché profitable. La pandémie du Covid-19 (2020) démontre la balance à trouver entre la santé et l'économie. Pour quelle harmonie ?

Ce n'était pas simple avant d'arriver à cette tempérance car le monde s'était engagé dès 1946 dans un autre type de barbarie, celle de la guerre froide idéologique. L'on était dans la logique du « qui est ami-ennemi » selon un mécanisme du tiers exclu et l'argument du bien-être et du vivre-ensemble servait de tamis pour le tiers inclus. La question de l'identité est au centre : identité inclusive ou identité exclusive ?

La division et la domination du monde viennent d'une très vieille histoire. L'évangélisation avait ainsi « mondialisé » la culture occidentale. Le traité de Tordesillas (1494) sous l'égide du pape Alexandre VI découpait la mappemonde entre ce qui revenait au Portugal et à l'Espagne. La rivalité occidentale partageait ainsi le territoire de la planète avec les programmes de peuplement et les politiques des comptoirs commerciaux. La guerre froide fut la continuité de cette pensée conquérante en opposant deux « propositions » de bonheur à condition de suivre « le berger » : la récente idéologie soviétique *versus* l'ancienne idéologie libérale. La première demandait une discipline de groupe aux peuples pour bâtir collectivement le paradis sur terre. La deuxième valorise la liberté individuelle d'entreprendre pour créer de la richesse. Cette bataille idéologique se retrouve au Vietnam dès 1945. L'identité nationale fut engloutie par une identité idéologique à l'origine d'une guerre d'indépendance mais aussi souterraine et fratricide.

À partir du saut épistémique où la santé est définie positivement comme un état de bien-être, l'éthique de la santé et la santé éthique vont pouvoir encadrer « et en amont et en aval » le désir de bien-être et référencer les troubles et les soins.

Ce renversement de paradigme par l'OMS a suivi une cascade de référence avant de prendre la valeur d'un terme premier.

> 1.- La santé était définie traditionnellement comme l'absence de maladies, de souffrance, de conflits, y compris de « troubles » physiopathologiques. Cette définition « biologique » était basique.
>
> 2.- La santé après la Seconde Guerre mondiale, sera définie comme un état général de bien-être. Elle devient un moyen et un but.

3.- La santé est accaparée par les idéologies du bien-être. Elle est secondaire, mise au service des appareils du pouvoir.
4.- L'idéologie en excluant ses non-partisans, n'assure pas la santé pour tous. Cette situation malsaine n'est pas éthique ;
5.- La santé s'émancipe de ces références. Elle prend son autonomie disciplinaire : demander le bien-être devient une pensée légitime et indique des pratiques de santé égales pour tous.
6.- Ceci pousse la santé à redevenir un terme premier autonome, une pensée universelle de l'humanité. Cela se vérifie sous l'impulsion des effets du réchauffement climatique préjudiciables à tous.

L'éthique de la Croix-Rouge Française. Témoignage et illustration

Entre octobre 1990 et juillet 2018, j'ai été psychiatre à temps partiel au Centre de santé de la Croix-Rouge Française 196 boulevard Galliéni, 92390 Villeneuve-la-Garenne. Mon témoignage porte sur cette période.

La commune de Villeneuve (environ 21 000 habitants) s'était détachée de Gennevilliers dans les années 1929 à la demande de ses habitants éloignés du centre-ville et se sentant délaissés dans cette partie de la boucle de la Seine. Peu après, la Croix-Rouge Française va installer un centre de santé en s'équipant progressivement d'un plateau technique de pratiquement toutes les spécialités médicales et paramédicales jusqu'aux réformes des années 1980. Il y a par exemple la radiologie, un service dentaire, une infirmerie, une kinésithérapie, un laboratoire de prélèvement.

J'y exerçais à temps partiel. Au début, le service dépendait directement des autorités sanitaires départementales (la DDASS). Après la réforme, c'est en délégation du secteur public de psychiatrie générale. L'hôpital de rattachement est l'EPS Roger Prévot, anciennement à Moisselles dans le Val-d'Oise (95), à 30 km de Villeneuve environ. Roger Prévot a été maire de Villeneuve de 1953 à 1999.

Mon activité consistait en la prise en charge des personnes âgées présentant des troubles psychiques. J'ai fait aussi le choix d'exercice d'aller à domicile et dans les institutions en ville : la maison de retraite publique avant son appellation d'EHPAD (établissement d'hébergement de personnes âgées dépendantes), le foyer résidence départemental Les Nymphéas. À domicile, c'est à la demande de la personne, de leur famille, des médecins généralistes ou des services sociaux de la ville ou du département.

Un point remarquable a mûri ma réflexion. C'est la manière dont se passaient certaines visites à domicile chez les personnes âgées très souvent isolées. Certaines sont natives de Villeneuve et d'autres installées dans les années 1960 en arrivant d'Afrique du Nord.

Ces personnes présentent en général des troubles psychiques ou du comportement dont la gravité avait alerté le voisinage, le bailleur ou la famille qui fait un signalement… Parfois, ce sont des problèmes sociaux ou familiaux. Si une visite à domicile devait s'imposer, la réglementation et la procédure sont strictes et codifiées. Ainsi, la personne signalée peut accepter de vous ouvrir sa porte, ou bien elle refuse de faire en gardant le silence ou en le signifiant, parlant derrière sa porte. S'il n'y a pas d'arguments ou de preuves d'un danger imminent pour la personne et/ou pour autrui, une intrusion à domicile ne peut être envisagée.

Comment s'annoncer auprès de ces personnes âgées de Villeneuve pour les voir et nouer un dialogue ?

Le sésame est de dire que « je suis médecin de la Croix-Rouge de Villeneuve ». Ces mots font en général ouvrir les portes, y compris après quelques réticences. Ce sésame est aussi efficace dans une moindre mesure auprès d'une population plus jeune.

Je m'étais interrogé sur ce « miracle » que confirme le service infirmier du maintien à domicile de la Croix-Rouge au centre de soins.

Je pense que cela tient à deux aspects. D'une part, il y a une éthique collective imprégnée des valeurs et de l'aura du mouvement de la Croix-Rouge. D'autre part, il y a l'expérience personnelle des personnes et de leur contact avec le centre, surtout celles qui ont connu la Grande guerre et la guerre d'Algérie. La Croix-Rouge a été toujours présente pour moi, disent-elles.

Le mouvement a été créé par Henry Dunant (1828-1910) au décours de la bataille de Solferino (1859) et qui sera d'une grande efficacité lors de la Première Guerre mondiale 1914-1918 pour les deux camps. Dunant a été le premier Prix Nobel de la paix (1901).

Les sept principes fondamentaux sont : humanité, impartialité, neutralité, indépendance, bénévolat, unité, universalité. C'est une manière de dire concrètement une éthique de la conduite d'aide désintéressée. Tous les pays du monde ont une organisation fondée sur ces principes.

Finalement, ce sésame empirique est une formule magique. Elle exprime une attente de sauvetage que l'image universelle de la Croix-Rouge véhicule comme celle d'une « ambulance ». C'est-à-dire soulager une situation de souffrance, aider à sortir d'une impasse de vie. Dit autrement, l'éthique du sauvetage est inconditionnelle comme l'on tend la main à une personne tombée à l'eau. Elle annonce le prendre soin comme une éthique de santé.

Être en bonne santé, c'est savoir se sauver de la maladie, préserver des risques et des dangers et anticiper le bien-être.

L'Homo politicus

Le mental de L*'Homo politicus* organise un rapport avec lui-même et avec le monde pour décider de sa vie et de la relation avec autrui et répondre à ses besoins et aux circonstances internes et externes. Il est stratège et tacticien. L'éthique est le ciment de cette double organisation mentale. Et le politique est son mode d'organisation. C'est un homme en bonne santé mentale.

Notre proposition ontologique offre deux lieux d'approche.

En première approche, par l'Ego de la personne, le Je identitaire.

Il fonctionne selon les intérêts de son Moi interne (le narcissisme) et du Nous que ce Moi a intégré pour se relier au monde et en tirer les bénéfices. La source de cette disposition est précoce dès les premiers temps de la vie quand l'enfant sent et sait qu'il dispose aussi de ses parents (et indirectement de la société des adultes). Cela fait de la personne, un être unique, irremplaçable, social et sociable. En distinguant l'intime, le privé et le public, cette personne sait être un individu « indivisible » et en même temps être une personne comme tout le monde. Avec la citoyenneté, le « Je identitaire » fera de lui un individu où « chacun est pareil par principe de droit, de devoir et de pouvoir ». Ce « Je citoyen » est une réalité psychique statutaire qui étaye le principe idéal d'égalité en droit, en devoir et en pouvoir dans le « jeu identitaire démocratique » de tout le monde. « Je suis comme tout le monde, je suis avec tout le monde, je suis tout un monde ».

Chaque personne a du savoir, des relations et du savoir-faire qui remplissent sa « *carrière de citoyen* » pour conduire une politique d'existence d'une vie décente (fonder une famille, acheter une maison, choisir un métier…). L'on parle donc du travail et de l'activité. Cette inscription dans la durée porte une vérité existentielle que « personne n'est pareil dans la réalité ». Il n'y a pas deux citoyens identiques. Ainsi, chaque citoyen a un potentiel de développement. Ses compétences humaines, sociales et professionnelles apportent une force de jugement d'ensemble du monde : son opinion vaut pour une opinion politique. C'est ainsi qu'à compétences professionnelles et d'expériences égales, chaque personne exerce une compétence politique propre pour dire son accord ou son désaccord sur un sujet politique : l'on est dans le jeu identitaire démocratique, c'est cela l'esprit républicain dans une culture politique universelle.

Du côté des individus, leur savoir restera toujours inégal et c'est pourquoi, la politique organise l'école obligatoire voire gratuite contre les inégalités. Du côté de la société, c'est la qualité, le volume et la coordination des savoirs qui font la culture générale et la force collective du travail pour enrichir la collectivité et bonifier en retour ses membres. Une psychologie politique relie ces deux côtés pour concevoir et accepter une hiérarchie de critères généraux et de valeurs personnelles selon une représentation du futur : l'idéologie est une conception mentale du monde projetée vers un but dont l'un des moyens est la critique du présent. Chacun se fait ainsi son idéologie de la vie, cherche sa place au soleil selon son pouvoir et son vouloir, ses capacités opératoires et ses aptitudes d'adaptation et d'obéissance. Mais l'idéal utopique dit que le citoyen est apte et capable de tout au nom de la liberté, de l'égalité et de la fraternité : c'est cela qui structure la vie psychique et qui légitime le principe que tous soient par convention, électeurs et éligibles.

L'on a pris le pli de cerner le champ du bien-être en dépenses de santé qui entrent dans les indicateurs hétéroclites comme l'espérance de vie, le niveau de consommation culturelle, etc... Mais parfois, ce bien-être là c'est du bien posséder de ce qui n'est pas toujours du vraiment nécessaire à l'existence.

Puis l'on regarde la santé comme une organisation selon les équipements et les activités entrant dans les charges d'une économie nationale et non comme des investissements sur le capital humain (type l'école) ou comme une réserve de sécurité (type la police ou l'armée). C'est ainsi que le secteur santé est un secteur économique ramené en termes financiers qui va décider les programmes selon un vote majoritaire à l'assemblée (la santé selon le Grand nombre). Comment satisfaire l'idéal de bien-être ? Deux conceptions sur le coût et la valeur de la santé s'affrontent.

Ou bien, l'on choisit l'option d'une société bienveillante et protectrice de la personne comme en France. L'assurance santé est un attribut social voire de civilisation fondée sur la solidarité. Il y a alors un consensus avec une ligne de la pensée majoritaire où l'activité « santé » porte une valeur humaine : elle est une activité de service et de soins à la personne, mais pas pour faire des profits avec des situations de faiblesse ou de peur. L'assurance-maladie répond alors l'équation idéale : la bonne santé de l'économie fait l'économie de la santé par de bonnes cotisations, et inversement les hommes en bonne santé travaillent bien. Notre thèse d'un lien entre la clinique humaine et la clinique sociale est pertinente, surtout évidente dans les maladies professionnelles vues plus loin.

Ou bien la problématique s'organise comme aux États-Unis d'Amérique. La personne perd son assurance-maladie personnelle avec la perte de son travail. Sans emploi, elle doit s'assurer elle-même, c'est-à-dire chaque individu s'occupe seul de sa santé. Ce système signifie que la santé est un capital privé ; elle est subordonnée à la fortune et elle n'est pas une valeur citoyenne. Michael Flor de Seattle avait reçu une facture de 181 pages pour une somme de 1.122.501,04 $ pour ses soins du Covid-19. Cet exemple renforce la thèse d'une clinique commune humaine et sociale. La situation de la dépression va illustrer cela plus loin.

Cela veut dire que la santé globale se place à part et au-dessus d'une contrainte idéologique si ontologiquement, l'humain n'a pas été réifié à être un objet social, un consommateur de soins et une valeur productive mais il est considéré comme l'acteur dans sa « carrière citoyenne ». Dit autrement, l'homme est pleinement responsable de son être, de sa santé. Ces deux conceptions économétriques sont purement idéologiques alors qu'il n'y a pas de contradiction de finalité entre être en bonne santé pour travailler, et travailler pour payer et s'occuper de sa santé. L'éthique dissout cette contradiction en mettant les citoyens égaux devant l'idéal du bien-être : le travail et l'activité donnent un surcroît de santé parce qu'ils apportent du sens à la vie. Les citoyens sont rassurés d'avoir cotisé à l'organisation des soins.

De ce point de vue, deux notions – la norme et la normalité – se collent habituellement ensemble quand on va vers le bien-être qui est fondamentalement subjectif. Du côté *recto*, il y a le pathologique, une « altération » de la normalité dont le thème phare est la maladie objective. Du côté *verso*, la déviance est une norme altérée dont la délinquance est un aspect même si les critères sont discutables. Toutefois, en termes de psychologie politique, l'éthique est la valeur positive du bien-être de sorte que la valeur négative « *doloris* » qui altère le bien-être est la cruauté individuelle et la barbarie collective (avec leurs formes cachées).

Le bien-être est un paradigme à partir des subjectivités et des circonstances individuelles et collectives. Il peut se définir de façon autonome et plus objective en se rapportant à l'éthique. Si l'éthique peut s'exprimer sans discontinuité de l'éthique individuelle à l'éthique collective, le vécu du bien-être peut être individuel et collectif sans une rupture entre le bonheur et la joie individuels et collectifs. Et le soin apporté au bien-être n'est plus médical mais c'est un Bien qui induit le Beau et le Vrai de l'existence. C'est le sens plein du Bien à vivre, du Bon à avoir et de l'Être. Nous postulons de cette manière que la psychologie politique d'un « remède » au conflit individuel ou sociétal discute *in fine* de l'éthique publique et des vertus personnelles et non uniquement selon une partie gagnante par rapport à la perdante. C'est-à-dire pas seulement par rapport à la faute ou au vice. Vis-à-vis de l'Ego, c'est le sens moral et vis-à-vis du collectif, c'est le sens du bien commun d'un Nous sociétal et de ce même Nous intégré dans l'intimité du Moi de la personne.

--- oo ---

En deuxième approche par l'environnement comme le miroir du « Je identitaire ».

Il offre des informations ouvertes et assez facilement accessibles mais aussi des instruments critiques et des situations de désinformation. Dès sa naissance jusqu'à son décès, la personne accède à son environnement et acquerra du savoir. Et elle est de plus en plus dépendante de son environnement, de la technologie et de l'électricité. Il y a un apprentissage de la tenue à faire, des connaissances à instruire et une éducation du tempérament qui dépend aussi de la classe sociale. La liberté et l'autonomie (physique et psychique) sont les deux faces d'une même pièce.

Aujourd'hui, l'on ne sait pas si l'on est bien, trop, mal ou insuffisamment informé. L'on apprend à reconnaître ses ignorances. La question importante est de décider du lieu, du temps, du volume et de la qualité pour se faire une opinion propre et de s'en tenir à cela pour l'essentiel à un moment donné. Se remplir d'information, c'est de l'envisager comme une nourriture entre le trop, le pas assez et le suffisant. D'autre part, l'on est dans un environnement technologique. Sans téléphone, ni carte bancaire, c'est la mort sociale.

Ces deux environnements sont des terrains du bien-être. À chaque occasion ou à chaque moment singulier, la personne y puise ses ressources selon son niveau d'instruction et sa culture générale pour ne pas perdre pied, ne pas être déclassée ou abandonnée. C'est automatique, involontaire et inconscient pour ne pas être ni marginale ni exclue. Et ces niveaux de ressources sont en hausse et vont en complexité. La personne doit renouveler ses supports et les images de soi. Pour chaque situation, ce sont des choix d'identités, de posture et d'actions : renforcement, modification, réajustement. Le bien-être se construit à partir de l'image que l'on a de soi-même et celle renvoyée par les autres et l'environnement. C'est le résultat d'un narcissisme qui a réussi sa croissance : c'est une « autoéducation réussie » d'un narcissisme adulte qui a appris à composer avec les situations. Un environnement mouvant ne déstabilisera plus la personne. Cette croissance apporte les outils d'adaptation pour des stratégies du court terme et du long terme ; la personne apprend la patience et la détermination pour réaliser ses projets avec les autres. C'est aussi l'éducation du caractère et de la personnalité comme l'aboutissement d'un narcissisme mature très différent du narcissisme infantile. En même temps que la personne grandit en âge, son statut à l'intérieur de sa catégorie sociale change aussi. Les positions de passivité et de soumission des enfants et des jeunes reculent en faveur de l'interactivité de ses relations interpersonnelles, de la promotion de soi et de l'entrée dans la citoyenneté. La personne s'imprégnera ensuite et progressivement de l'identité collective du citoyen. Viennent aussi les notions de « profit » et de « profiter » comme les premiers paramètres actifs du bien-être : le narcissique ne s'oublie jamais. Le savoir-faire social personnel viendra bonifier l'aspiration au meilleur bien-être. La maturation du narcissisme s'enclenche : *le savoir* améliore la connaissance, *le savoir-faire* renforce la pratique et l'adaptation, *le savoir-vivre* bonifie la relation sociale et affective et *le savoir-être* installe de nouvelles perspectives de contentement et un nouveau savoir. L'équilibre de ces quatre paramètres existentiels fait du bien-être, un socle et crée un sentiment de sécurité mentale.

Le citoyen type est raisonnable et convenable mais individuellement, il est ambitieux ; sa constitution psycho-politique sert à construire son avenir à partir de l'idée du dépassement de lui-même. Et ces quatre formes de savoirs seront personnifiés en valeurs symboliques puis marchandes pour identifier la classe sociale, créer le sentiment d'appartenance et le sens de la propriété : c'est la force des diplômes, des certificats, des attestations, des carnets d'adresses et des recommandations comme autant d'actes de présence au monde et d'états civils au sens propre du mot. Désormais et de plus en plus hors de notre contrôle, notre CV, notre biographie et notre profilage, sont gérés par les nouvelles technologies du Big Data. Cela justifie davantage de maîtriser notre psychologie politique de savoir ce que demande la société anonyme d'être des citoyens raisonnables et convenables. Cette anticipation va s'accélérer avec les algorithmes de l'Intelligence Artificielle qui « sélectionneront » des profils de personnalité en adéquation avec la société sur le principe d'efficacité : chacun à sa place, dans sa fonction et son rôle selon ses compétences. Cela posera des questions à une « carrière citoyenne ». Dans cette nouvelle identification entre pairs, la valeur opérationnelle de l'information et de la formation distingue le savoir spécialisé qui donne le métier et le savoir profane qui forme la culture générale et la personnalité. Or, il y aura un obstacle. D'abord, aucun Big Data ne connaît la révolte de ses données. Ensuite, le quidam citoyen profane n'est jamais un être ignorant, ni isolé. Il est capable d'avoir une théorie du monde voire de la mettre en pratique ; il est capable de vérifier, de critiquer et de bonifier aussi la situation générale de son environnement. Le citoyen est un stratège et un tacticien. Il est libre. Son droit à la parole est facilité, donné au pied de la lettre avec les réseaux sociaux. Son côté instruit et savant consacre l'individu spécialisé comme une ressource professionnelle (l'ouvrier non qualifié n'existe plus) qu'en même temps et sur d'autres domaines, il reste un profane à la hauteur de connaissance des autres citoyens. Un savant peut dire des sottises sur la vie. Dit autrement encore, en chacun de soi, il y a un savant et un profane et c'est cela l'équité mentale psycho-politique de pouvoir penser le monde. Plus personne n'est encyclopédiste.

La société, une fabrique de pensées de santé

L'on a des opinions communes sur les élites mais l'inverse est moins évident. Toutefois, ces élites gèrent un pouvoir informel de la pensée collective sur la population telle une minorité sur la majorité. L'on pourrait caricaturer et dire que dans un rapport quantitatif du nombre, il y a un rapport qualitatif inverse lié à la connaissance. Et justement par le postulat que l'opinion de la majorité n'est pas toujours dans le vrai, ni dans le rationnel.

Aujourd'hui, un discours concernant l'exploitation, la domination, la violence des hommes – qui conduit parfois à un discours de révolte – revient au contre-pouvoir de le faire. Le pouvoir en place offre rarement ce type de contre-discours sur lui-même sauf d'être légaliste voire romantique qui cache parfois du paternalisme sous couvert de pédagogie. Ces deux types de discours conditionnent la foule et des hommes. C'est dire que l'on navigue entre un besoin de persuasion, une pensée idéale d'harmonie et d'équité et une pulsion narcissique d'intérêts catégoriels avec des rivalités et de la convoitise. Pour poser une clôture à ces mouvements et regrouper les partisans, la société fabrique des idéologies, nomme ses idéologues et crée des procédures démocratiques. En retour, tout cela restructurera le social par des codes de bonne conduite à échéance.

Ainsi, un discours idéologique véhicule deux rapports : celui des classes sociales entre elles et celui des savoirs en propre. Pouvoir distinguer ces deux tensions, c'est dépassionner le discours pour plus de rationalité. Deux types de pression se croisent alors : une pression verticale socioéconomique des classes dominantes sur les autres – elle peut être répressive – et une pression horizontale cognitive de la connaissance qui relie le corps des élites selon une pression compréhensive. Ces deux pressions peuvent s'opposer fermement en imposant le postulat « le triomphe de la vérité » à partir d'une lecture idéologique de la réalité. C'est la passion politique. Entre une prise de pouvoir et une prise de savoir, le lien est politique. Cohérence ou connivence ? Toutefois, les différentes élites issues de classes sociales différentes peuvent partager les mêmes analyses et leur entente intellectuelle sera suspectée. Le juste et le vrai ne seront plus alors du même registre pour une stratégie politique idéologique, parfois avec une démagogie.

Par conséquent, un discours sur la santé pour tous devrait échapper à cette logique de puissance. Il doit parvenir à dire et faire ce qui est juste et vrai à tout le monde sans distinction idéologique. Cela n'a pas été toujours comme cela. Également, le corps sanitaire ne correspond pas vraiment à une élite de classe classique parce qu'il obéit à une déontologie universelle. En conséquence de quoi, élaborer une pensée commune sur la santé est un principe vertueux qui devrait surplomber les idéologies politiques et pour cela, le pouvoir médical est un pouvoir politique à part, c'est celui de soigner et non celui de diriger un régime politique. Tous les malades sont égaux devant la maladie, et les citoyens devant la loi.

Le savoir – et par là, l'interrogation de la vérité – n'est plus la propriété exclusive d'une classe sociale (ou d'une élite) même si elle s'en sert parfois comme un instrument de domination, de persuasion, de dissuasion voire d'enfermement. On ne peut pas interdire de penser. Et concrètement, chaque catégorie sociale a dans ses rangs, des personnes instruites et généreuses. Elles se regroupent en une élite interne. Et la masse pense et c'est cela sa santé.

Aujourd'hui, aucun régime, aucune classe sociale ne peut annuler comme autrefois le droit au savoir (médical et autres), ni contrarier la diffusion d'informations. L'homme n'est pas muet. L'on ne peut non plus mépriser une information, ni considérer que « dire n'importe quoi » est un non-événement. Ce sont autant de marque de santé d'une société. L'on ne peut non plus empêcher les personnes de s'instruire, de s'améliorer et de diffuser leur point de vue. La prise de parole est devenue un droit quasi « ontologique ». Il reflète d'abord une soif de connaissances et d'actions irrésistibles de la personne. Ensuite, un savoir savant élitiste a besoin de se confronter au savoir profane et réciproquement. Enfin, la parole citoyenne est statutaire ; elle est *ipso facto* légitime sans rapport au vrai ou au faux qui sera jugé après. Le facteur limitatif est technique : l'accès aux canaux et au matériel de communication pour peu que l'on soit au minimum instruit.

Ainsi, la santé de l'homme, c'est de pouvoir s'exprimer. La santé de la société, c'est de garantir la parole comme un droit et non de l'interdire. Donc de dire sa souffrance et d'être soigné. Le facteur limitatif est technique : l'accès et la disponibilité du système de soins. L'inaliénation de la personne face aux soins se parle en matière de souveraineté du citoyen. Cela soulève deux questions : la maturité personnelle pour dire les choses et le respect du secret des choses à ne pas dire (qui est le respect de l'intimité). Ceci renvoie aux capacités de retenue de la personne.

Dans ces conditions, il faut dépasser la dialectique entre un discours orienté catégoriel et celui d'un exposé de vérité pour poser ensemble ce qu'est l'idéal commun d'une santé pour tous. Comme l'idée d'une école pour tous des temps d'avant. La société sait et doit fabriquer une pensée universelle de la santé pour tous. Cette évidence se ressent et ne se refuse pas. Et c'est autre chose que la charité publique ou un assistanat institutionnel.

Faut-il alors modifier les considérations communes sur les élites ?

Chaque classe sociale ayant ses élites, l'ensemble des élites sera capable de penser à une santé collective comme un terme premier et non défendre la santé comme un facteur d'intérêt de son corps d'origine. Mais le corps de toutes nos élites confondues n'a plus le pouvoir absolu de la Raison. Il n'y a plus la dictature d'un savoir académique, ni celle d'une idéologie politique sur la santé mais des savoirs aux vérités multiples sur une santé collective commune.

Dit autrement, la société – la communauté des habitants – ne peut faire l'impasse d'un idéal démocratique de santé collective, et donc une projection idéale du bien-être. A quoi ça sert de vivre ensemble ? L'indice séculaire de cet idéal est la confiance de tous en ses hôpitaux et ses soignants. Santé pour tous, vaccination pour tous. Cette conviction indique de penser la santé globale biopsychosociale comme supra idéologique.

La cohésion sociale et la cohérence des idées deviennent des indicateurs d'une société en bonne santé. Elle pratique du « vivre ensemble » afin de pouvoir anticiper une pensée commune et installer une délibération orientée par l'idéal du bien-être. LE politique est l'organisateur de cet impératif absolu dans le mental collectif. Concrètement, il indique de construire un espace commun minimal de représentations et de reconnaissance qu'à partir de là, il se crée périodiquement ou cycliquement – par le vote ou par un événement – un temps d'élaboration programmatique. C'est par la condensation des trois paramètres : temps/espace/connaissance que l'on dialectise les données et gère l'appareil de santé. L'on dégage alors un consensus, une synthèse : il existe « une instance mentale collective » disant que vivre ensemble est plus qu'une obligation, c'est un impératif absolu.

Est-ce qu'un débat sur l'avenir de la planète est un signe de bonne santé aussi ?

La psychologie politique décrit ainsi la « genèse » des pensées sur la santé : la fabrique d'une pensée globale de la santé aura la vertu d'élaborer, pas à pas un savoir utile à tous. La mise en chantier du politique, c'est de créer la politique de la santé entendue comme un bien commun disponible pour tous. L'on aura la prétention de produire une culture de santé : la médecine préventive et prospective enrichira la médecine clinique d'une dimension nouvelle. Cet idéal rencontre un obstacle majeur qui est sa récupération par les idéologies politiques ou bien commerciales.

L'idéologie est fille de la culture qui veut bien prendre sa place et lui dicter ses prétentions. Surtout, si elle est l'enfant unique. Ainsi, une idéologie politique qui veut être le remède de la société et le vaccin des vicissitudes humaines, se saisira de la santé comme son thème. C'est une perversion qui ne dit pas son nom. Ainsi, l'on a connu les extrêmes : une santé collective « soviétisée » ou bien ultra libérale privatisée.

Il y a ainsi un saut à faire : être au clair avec l'idéologie politique qui subordonnerait la question de la santé commune à ses théories. Avoir la santé, ce serait comme apprendre à lire, à écrire et à compter. Annonce-t-elle un nouveau monde ? Sur quelle base ce saut se fera-t-il de l'Ancien monde vers le Nouveau monde ?

--- oo ---

Par les instruments de la psychologie politique, un conflit de générations – dont rien ne dit culturellement son universalité – peut servir de paradigme pour une idéologie politique qui argumente son projet de passage de l'ancien (monde) vers le nouveau (monde). Le nœud générationnel à défaire sera entre l'individu voulant construire du neuf et du moderne, et l'inertie familiale (le grand groupe) déjà installé dans l'ancien et la routine. Aussi le conflit générationnel est-il le reflet d'un conflit de classes (d'âge) ? Par le principe d'homothétie et de l'anonymat cité, ce sera le paradigme d'un conflit politique. La violence est-elle toujours nécessaire ?

Par rapport à l'idée même de santé, le rapport générationnel ne peut être ni destructeur ni suicidaire ni meurtrier. Dans sa version psychopolitique, une fraternité égalitaire donc humaniste, transcende le fantasme transgressif et pulsionnel d'une idéologie du type « faire table rase du passé ». Une version d'une pulsion infantile : se débarrasser de l'autre. J'avais considéré dans un précédent travail que la notion de « faire table rase du passé » porte une source théologique. Elle suppose un « travail de purification » qu'après la révolution, le vide se remplira par la révélation de bonnes nouvelles qui éclaircit le Miracle de la Vérité. Or, une évolution humaine est envisagée comme un processus temporel de bonification et de renouvellement ; elle tient compte naturellement de l'Ancien Monde. La santé est une énergie entropique qui se conserve ; il sera alors question qu'en société, un transfert d'expériences de santé s'organise. En médecine, ce sera entre maîtres et élèves. Dans une famille, le jeune occupera la place de l'ancien qui sait s'effacer après avoir transmis au futur adulte la manière de le devenir.

Ce paradigme enseigne qu'une culture commune du bien-être structure une pensée collective sur la santé par une transmission sans violence. C'est secondairement qu'apparaissent des appareils d'exécution du type un parti politique, un syndicat, et des outils du type un corps technique, de soins ou d'enseignement.

Comme un parti politique propose une vision idéologique et rationnelle de l'avenir, il veut prendre de vitesse et le dessus sur la culture politique en utilisant parfois la démagogie pour séduire son public. Il contraint ou séduit ou rallie les intérêts catégoriels à son idéologie. Machiavel ajoutait une note de cynisme. C'est cette posture « malhonnête » des idéologies en mettant le besoin commun de santé pour tous dans son discours, qui les rend suspectes sur leur sincérité de protéger tous les citoyens et pas seulement ses partisans.

La pensée freudienne a formulé la théorie du meurtre « symbolique » du Père. Mais peut-on tuer Dieu le Père qu'on le donne comme éternel ? Si l'on a l'idée de tuer le Père, comment sera-t-on une fois devenu père à son tour vis-à-vis de ses enfants ? Ce n'est pas éthique. La question est comment l'ancien se remplace lui-même et comment il est remplacé. Cette question se règle par la maturité du narcissisme.

Du côté de l'Asie, la philosophie politique est pensée comme une philosophie sociale. Le passage de l'ancien vers le moderne suit un autre paradigme : la piété filiale et le culte des aïeux organisent symboliquement les passations des pouvoirs entre les générations. Les anciens ont appris de leur vivant, à laisser leur place par sagesse ou par nécessité après avoir transmis leur expérience de vie. L'on est dans la continuité. C'est de la santé de savoir anticiper, déléguer et organiser la transmission. Cela se fait en confiance avec de la loyauté : le dépassement ne se fait pas par un arrachement forcé ou par une appropriation illégitime du rien que pour soi, mais par un don de l'ancien au nouveau venu. L'on est dans une logique de bonification. La question de « préserver la dignité » (sauver la face) est essentielle et évocatrice de la fonction du narcissisme dans la transmission par savoir lâcher du pouvoir.

Les expériences de santé font partie de la vie d'une génération d'hommes qui les transmettent à la suivante de façon violente ou progressive selon la résistance au changement et les défenses narcissiques des protagonistes. La ligne de mire reste le bien-être ; la méthode est l'éducation, pas l'idéologie politique, et le processus est la bonification des acquis. Une « idéologisation universelle » de la santé globale doit dire les processus et les procédures du renouvellement des connaissances sur la santé et faire avancer une pensée universelle du bonheur pour tous. Il y a un investissement dans la culture par une mise sous tension de la réalité pour « bonifier » la santé selon un impératif absolu de résultats : mieux vivre le vivre-ensemble. Aller ensemble au cinéma, c'est de la santé et pas de la consommation. Les personnes peuvent organiser cela en mouvements populaires actifs ou en partis politiques honnêtes. L'on parle donc d'une maturité collective et individuelle ouverte à l'idée d'une santé commune comme une vertu qui concrétise petit à petit l'idée idéale du bien-être. Et l'éthique du bien-être sera au centre de la fabrique d'une pensée collective de la santé comme un bien commun.

Les matériaux et le terrain de la fabrique

Toutes les cultures parlent de santé. Elles peuvent avoir construit une médecine dite traditionnelle : la plus fameuse est l'acupuncture. Et l'on connaît des pratiques de bien-être que la nomenclature « moderne » catégorise comme des activités de santé : « psychothérapies sans psychothérapeutes », diététique, relaxation, méditation. Il y a une base culturelle profonde à l'idée d'une communauté en bonne santé, capable de prendre soin d'elle. Ces pratiques demandent peu de technologies, se réfèrent à une cosmologie et se transmettent oralement. La médecine occidentale moderne a beaucoup changé les cultures sanitaires autochtones.

La conversation, les livres, les conférences apportent de la connaissance et renouvellent le savoir populaire. Les rumeurs interviennent aussi. La personne dispose de revues, de magazines, de la presse, des médias. Dans la réalité, il y a un coût financier et en temps disponibles à cela ; et il faut un investissement personnel à cette culture de l'esprit. Ce n'est pas l'intelligence qui manque mais c'est ce qui rend intelligent. Jusqu'à quand bénéficiera-t-on des émissions de « France Culture » ? Ces supports alimentent les débats, forment les élites et font la richesse des discussions « de comptoir » ou « du café du commerce » de gens. L'on parle des théories populaires mais théories ou opinions ? Aujourd'hui et pour penser « bien », l'on s'en remet aux analystes : ce sont des universitaires, des institutionnels, des spécialistes. Communicants ou élites ? Les « réseaux sociaux » peuvent-ils remplacer les attroupements de quartier, la presse ou l'intelligentsia ? La fréquence des contacts humains est réduite avec moins de rencontres, moins de contradicteurs mais plus de fausses nouvelles et des nouvelles falsifiées et raccourcies. Lorsque l'on a un problème de santé, l'on va sur Internet.

Bref, de nouvelles catégories de faiseurs d'opinion et de slogans justifient la puissance des pensées principales, dominantes ou majoritaires. Le beau parleur du bistrot et le pilier du bar se font rares. Et à une autre échelle, les émissions type « *C. dans l'air* » de la télévision française formatent quotidiennement l'opinion publique et la santé mentale populaire.

A côté de cette « littérature » de circonstances, il y a des généralités qu'ils auraient suffi de les dire pour que les choses se fassent par miracle, pense-t-on. Par exemple, la santé. L'on fait des incantations sur la réalité pour faire disparaître les inégalités et l'injustice mais en même temps exciter la foule.

Ce sont des « symptômes bruyants » d'une société saine, hétérogène.

Par quel mécanisme mental, va-t-on dire ce qui va mal plus que ce qui va bien ? Il faut franchir la barre de voir la santé comme un don naturel idéal qui va de soi, et qu'il ne vaille pas la peine d'en parler quand cela va bien.

La psychologie met en évidence une référence idéale de la bonne forme et le besoin de témoigner de la souffrance : le malade parle et sa maladie le fait parler. Une lutte s'engage entre le bien et le mal ; elle dévoile l'écart entre la réalité de la douleur et l'idéal du silence des organes. La recherche des moyens pour lutter et réduire cet écart répond à un besoin de réparations. Dans les pays peu équipés, le malade se résigne ou renonce ; il accepte la réalité de son système de soins. Il est peu informé également. Il y a un décalage dans les références de valeurs sur la santé et ce qui est possible, notamment le coût financier à supporter ou à faire supporter par la famille.

Ailleurs, la personne peut considérer ce besoin de réparations comme une valeur sacrée et éthique : les citoyens sont égaux en droit, en devoir et en pouvoir de se soigner. Or la réalité n'est pas tout à fait simple. Cette pétition de principe est théorique parce qu'elle engage aussi la situation réelle du citoyen de son mode de vie. La personne en milieu urbain a plus chance de survivre à un infarctus que son homologue en milieu rural à 50 km du premier hôpital d'urgence. Vous avez de meilleures chances d'accoucher en sécurité en ville qu'à la campagne. Ici aussi, le facteur d'inégalité impose au citoyen de se résigner, de renoncer à changer sa situation. L'on parle d'adaptation.

Devant ces réalités, l'éthique est *in fine* le garant de la pensée sanitaire d'une ambition collective du « avoir tout pour tous ». Elle appelle à garder la vigilance. Une culture politique produira ses idéologies du bien-être nécessairement éthiques. En même temps qu'elle porte dans ses promesses d'un avenir pour tous, elle intègre dans son message la réalité du citoyen de s'adapter, d'apprendre à améliorer sa situation et d'entretenir son idéal personnel du bien-être. Donc, une pensée globale de la santé se sert du raisonnable et du convenable – la responsabilité individuelle – pour dire cette ambition. Les difficultés sont multiples : le cynisme, le renoncement au progrès, la duperie des démagogies, l'attente providentielle du système de soin. L'on doit avoir une référence collective pour structurer une pensée de santé globale et rend crédible le projet d'une santé meilleure. Par exemple, l'éradication de la rougeole. Une pulsion de bonification de la santé après la guérison complète le besoin de réparations. Le bien-être est mis en perspective comme un art de vivre.

Que vaut une « théorie populaire » de la santé du monde à partir d'un corpus de savoir scientifique profane ?

Aujourd'hui, la santé du monde est menacée. Si la faute revient aux hommes, chaque homme se dédouane et dit : ce n'est pas moi. C'est dire que psychologiquement, la clé se trouve dans la maturité du narcissisme.

En plus de refaire le monde, une opinion publique est-elle un bon indice de culture générale et de la maturité politique en matière de santé, la versatilité de l'opinion et les humeurs passionnelles mises à part ? Pour évaluer cet indice, l'on dispose des sondages d'opinion. Ils peuvent être objectifs par sa méthodologie statistique mais plus subjectifs par ses formulations liées à la pensée dominante ou à des thèmes à la mode. À terme, le croisement des algorithmes (Intelligence Artificielle) apportera-t-il les réponses ? Ou bien à agréger des catégories sociales éphémères, circonstancielles qui « fonctionnent » comme des alliances de circonstance ou des groupes d'opinion ? Finalement, un sondage d'opinion serait un « révélateur » de symptômes de la santé collective et en même temps un « inducteur » de ces symptômes. C'est donc un instrument à utiliser avec intelligence pour une photographie de l'état de santé globale et de ses aspirations.

La question demeure de savoir par qui et comment parler de la santé ? Par le corps de l'élite ou par la masse des profanes ? Quand le corps de l'élite est facilement identifiable (par le diplôme et le réseau professionnel), le corps des profanes est hétérogène, voire hétéroclite par sa diversité. Il est parfois agrégé par défaut ou par les circonstances. L'opinion des consommateurs de soins est-elle significative ? Ou celle d'une cohorte de sondage ? Une pensée collective de la santé pour tous devrait-elle être légitimée par un filtre démocratique ? Est-ce qu'une décision urgente de confinement sanitaire (lors du Covid-19 en 2020) doit passer par un vote à l'assemblée ? Et inversement une pensée majoritaire est-elle une pensée saine pour prévenir ou anticiper un traumatisme ? Dit autrement, le régime politique et la santé du pays sont liés. Mais comment d'un côté parler de l'éventuelle sanction et d'un autre côté ne pas avoir un jugement idéologique de la situation. Dit autrement, la santé des gens ne devrait pas dépendre strictement de l'organisation politique et ses déclinaisons idéologiques.

On peut penser que les processus démocratiques de représentation, de délégation, de nomination sont suffisants comme un marquage politique d'une pensée collective de la société. Or on assiste au désenchantement citoyen de la chose publique. Est-ce dû au noyautage idéologique par une démagogie rampante ? Est-ce lié à l'hyper individualité des actes quotidiens (les héros quotidiens) ou aux souffrances catégorielles non prises en compte (le mouvement des « Gilets jaunes » de 2018-2019). La santé globale et la santé des groupes sont rarement synchrones et c'est cela la source possible des discrédits. C'est dire deux problèmes : déterminer les groupes homogènes accessibles à une santé globale, et la valeur d'une pensée *ad hoc* commune sur la santé, sur la base d'une éthique de groupe.

L'histoire n'oublie pas la culture de santé qui place l'éthique publique au centre de la vie. L'idéologie s'appuie sur ce spontanéisme populaire pour son discours sur le thème du retour à la nature. L'idéologie apparaîtra alors comme bonne en soi : en portant la santé mentale de ses adhérents – son élite –, elle espère apporter de la santé mentale à toute la communauté. Une fois au pouvoir, n'importe quelle pensée politique se légitime comme un bienfait. Certaines idéologies traitent les maux sociaux comme un traitement médical (Aux Philippines par exemple).

La personne formalise ses convictions de vivre dans une société stable avant d'être celle qui fait confiance à l'organisation des soins. Par exemple vivre loin d'un hôpital. Cette qualité intrinsèque s'est fait après un choix authentique et libre de style de vie. Cela confirme sa souveraineté citoyenne de sorte que la personne peut déléguer son pouvoir citoyen à un soignant en cas de maladie. Le soignant est son élu. C'est idéologiquement neutre parce que cette procédure maintient un ordre social librement consenti : d'une part, le malade fait alors une concession de sa souveraineté citoyenne mais garde son inaliénation et d'autre part, l'élu sacralisé est protégé par l'immunité de son mandat qu'est la déontologie. Dit autrement, la pensée collective de la santé organise la délégation démocratique selon ses propres critères de représentativité, et non le contraire. La concitoyenneté entre le soignant et le soigné, représente un contrat de confiance : chacun remplit « sa carrière citoyenne » selon les règles éthiques. Ainsi, le respect de la délégation et de la légitimité des décisions est la preuve du bien-fondé d'une pensée collective sur la santé pour tous sans un rapport de force idéologique sélective. La psychologie politique explique cette conception comme fondamentalement juste et démocratique léguée par toute une culture du bien-être. Elle rend compte d'une confiance collective et individuelle, prévenant une duperie idéologique. Il n'y a pas d'ennemi dans une consultation médicale.

--- oo ---

Entre le savant et le profane, il sera autant question de science que de passions et de bon sens populaire. L'on ne peut pas distinguer complètement la personne (de son vivant) de ses œuvres ; on parle de crédibilité et de notoriété. Sur une rencontre, ce sont des personnalités humaines avec leurs subjectivités et leurs histoires, en plus du transfert psychanalytique et de leur empathie. Deux facteurs psychologiques garantissent la légitimité d'un discours : la crédibilité du décideur de dire vrai et un auditoire assuré de l'honnêteté et l'authenticité comme les vertus de la rencontre. Il y a une sécurité partagée sur ce qu'est « être en bonne santé ».

La théorie du monde du savant obéit à des protocoles de validation internes et externes. Elle sera juste, fausse ou réfutable. Être acceptable ou acceptée, c'est une autre chose.

D'un autre côté, la théorie du monde du profane est d'abord une théorie du bon sens voire une « théorie » culturelle. Comment et sur quelle base, le peuple profane (une majorité) juge-t-il ses théories ? L'on a la notion d'intelligence populaire. Peut-elle se tromper ou bien était-elle mal informée ou bien tout simplement ignorante ? Il n'y a pas de protocoles internes pour valider le bon sens des arguments formulés comme justes, faux ou réfutables par les uns et les autres. La procédure externe s'appelle en théorie la délibération de nature démocratique, et en pratique selon les lois du marché. Dans les deux cas, les sondages d'opinion peuvent faire office. Dit autrement, une théorie profane du sanitaire doit débattre les lois du marché pour s'agréger en une pensée globale de la santé pour tous. Elle implique une maturité psychopolitique des protagonistes : maturité intellectuelle, sentimentale, mémorielle, empirique. Ce bon sens est stratégique parce qu'une maturité « populaire » doit recouvrir l'hétérogénéité du corps des citoyens par ailleurs égaux en droit, jugés matures et majeurs dès l'âge de 18 ans. À l'honnêteté et à l'authenticité des discours se rajoute la tolérance politique des groupes. Une pensée globale pour une santé pour tous n'est pas un monopole d'idées.

Je parle de l'image de soi dans la maturité psychopolitique. Un préalable était déjà posé : le soin est une délégation de pouvoir (soigner) et le rapport entre le soignant et le soigné à cette occasion est de nature démocratique.

Imaginons une assemblée composée de profanes et de savants réunis sur cette thèse de la santé pour tous ; tous sont dotés d'un bon sens de base, d'un sens commun pour décider. Sur quelle base, cette santé de tous sera-t-elle débattue dans la mesure même où une des finalités de cette santé pour tous est la maturité des citoyens. Y a-t-il une maturité collective ?

Depuis que (l'on sait que) Dieu ne fait plus de politique (par ses délégués), ni ne montre la route, la barrière du sacré a changé et les hommes sont chargés de s'y consacrer. Le résultat d'un référendum ou la décision d'une majorité sacralise une représentation de la santé comme une thèse légitime. C'est le début d'une santé selon le « Grand nombre ». A contrario, cela ne veut pas dire que la thèse est juste ou fausse. L'histoire apprend que des décisions prises à la majorité des voix sont parfois des fausses décisions sanitaires mais des vraies décisions économiques voire idéologiques (par exemple, les lois sanitaires des régimes nazi et pétainiste)

En termes de psychologie générale, la personne traverse des processus d'identification nécessaires au développement et à la maturité de sa personnalité. La finalité est de nommer : d'abord nommer soi-même et avec des identités de circonstance (identité culturelle, professionnelle, familiale...) et ensuite nommer les objets concrets et symbolique (la santé par exemple), le tout signifiant une ouverture différente au monde de chacun. Cela voudra dire que les personnes de cette assemblée seront différemment matures et auront des degrés différents de perception sur un problème, ici c'est la santé.

La maturité stratégique du narcissisme

En élargissant cette assemblée imaginaire à l'ensemble de la population, je dirai qu'un citoyen de 18 ans n'a pas la même maturité mentale, sanitaire et psycho-politique qu'un citoyen de 40 ans et pourtant, ils ont les mêmes droits, devoirs et pouvoirs. Et puis, il y a la force physique, les expériences de vie et les considérations de santé à ces âges différents. Tout cela fait des catégories différentes de citoyens mais partageant un même imaginaire de la citoyenneté comme une abstraction symbolique. Quelles sont les limites ? D'abord, l'on n'aura jamais l'unanimité. Ensuite, la maturité de la personnalité du citoyen a-t-elle le sens d'une maturité politique ? Qu'en est-il du sens du mot « minorité » ? Enfin, la maturité d'une pensée politique est moins dans le « qui dit vrai » ou le « qui est efficace » mais par rapport à l'universalité.

La réponse au projet d'une santé pour tous tient de la maturité psychopolitique du narcissisme de ses acteurs différents.

Chez la personne, le sentiment de bien-être existe à tout âge et dès le nourrisson, c'est le sourire d'ange du bien heureux. Sa maturation psychologique se fait par des phases périodes avec des niveaux couches d'identité de la personne intégrée à ses contextes intimes et socioculturels, et à son environnement formel et informel. A chaque étape, la construction politique se fait plus efficace. Il y a une intégration et une intériorité du temps et de l'espace. Puis l'expression vers l'extérieur. Ces niveaux interagissent entre eux avec un dénominateur commun multiple : quelle est mon image pour une stratégie de vie d'avenir ? Communément, ces étapes peuvent se dire ainsi. Il y a le « soi-même par les autres », puis le « soi-même pour soi-même », le « soi-même et les autres » et enfin le « soi-même avec les autres ». Ce sont les étapes de maturité du narcissisme.

Au départ, le narcissisme est virtuel. En grandissant, l'enfant apprend qu'il est « désiré » par ses parents avant sa naissance. C'est le soi par les autres.

Il y a le *narcissisme primaire*. C'est le noyau central de toute son existence plus tard (sous les formes adultes d'égocentrisme, d'égoïsme...). A sa naissance, l'enfant n'est pas autonome. La représentation de lui-même dépend de celle que les adultes – principalement les parents – lui donnent selon l'expression « être dans le regard de l'autre ». L'enfant se reconnaît dès l'appel de son nom et cela suffit. Il identifie la source de nomination comme extérieur à lui-même. Il ne demande pas aux parents leurs papiers d'identité.

Puis s'élabore le *narcissisme secondaire*. La personne – le jeune gens – tient compte de l'autre qu'elle met à son service en restant au centre de la relation (les formes adulte d'égotisme, d'individualisme, de personnalisme) et sur lequel elle va s'appuyer pour renforcer sa position, son *Ego*. La notion de « profiter de la situation » est parfois une vertu malicieuse. Cette typologie classique de la psychologie générale est centrée sur la personne. Elle se reconnaît comme un individu « en indivision ».

Puis la réciprocité s'impose parce que l'autre peut aussi être dans une même posture narcissique. La réciprocité impose la vertu de l'échange. Après avoir été une nécessité, c'est le donner et le recevoir dans la dimension d'ouverture de la personnalité psychosociale. La notion d'intérêt réciproque et partagé avec un *Alter ego* conduit ce palier de maturité. Les autres devenant une abstraction : l'Autre est le miroir de l'*Ego*.

Ce *narcissisme tertiaire* intègre la notion du bien commun ; la notion d'*Alter ego* peut entrer dans la catégorie d'un altruisme désintéressé, sans calcul comme une vertu éthique. La personne peut même s'effacer si besoin, forte de ses qualités humaines intrinsèques : l'honnêteté, l'équanimité, le sens du don bénévole… Ainsi, « la santé de tous et pour tous » va aussi signifier la santé pour moi le bénéficiaire. Le barrage individuel ou la déviance collective de ce niveau tertiaire (avec la perversité des niveaux plus archaïques) s'appelle le sectarisme, le ségrégationnisme. La négation est le racisme, la barbarie collective, la cruauté individuelle. Le narcissisme tertiaire est à la base de la construction du sacré, de la morale publique et des conduites altruistes, et à l'origine des lois justes et du sentiment du devoir bien accompli. Le narcissisme tertiaire constitue le fonds psychogénétique de l'identité.

Cette maturité psychologique de « *la personne bio-psycho-sociale* » sera aussi une maturation politique dans l'élaboration d'une pensée collective d'une santé mutualisée. La vertu de la cotisation santé a du sens, ce n'est pas du vol.

Pour lier ces moments et ces phases, le narcissisme fait de la stratégie : c'est le *narcissisme politique* d'une psychologie politique de la personnalité. Penser une santé collective, c'est faire l'hypothèse du lien positif, rationnel et politique de continuité entre l'organisation des intérêts de la personne et celle des intérêts de la collectivité. Aujourd'hui, ces liens de continuité ne sont pas encore évidents tant que l'on dissocie les conflits psychologiques, des luttes sociales, et que l'on extrait les hommes de leur contexte. Toutefois, ce lien atteste une identité politique que renvoie ce narcissisme politique. C'est-à-dire comment on se fait une idée du monde et comment une conscience politique conçoit l'idée de la santé et du bien-être. Il y a un effet de retour. Si les processus du narcissisme primaire, secondaire et tertiaire organisent le rapport au monde, ces narcissismes portent aussi des degrés progressifs des parts du narcissisme politique. C'est grâce à ce double volet qu'il est possible que chaque individu parle de sa santé et de la santé en général. En se structurant par ce double narcissisme, ce sera une pensée générale de la santé qui noue l'individu et le collectif. Relier la santé individuelle et collective comme une évidence, c'est une preuve de la maturité des citoyens.

--- oo ---

Longtemps, on avait considéré la cause principale d'un conflit social comme venant de l'humain (qui va mal) et pas aussi du système institutionnel ou rarement d'une idéologie directrice qui se dérègle. En cas de défaillance, l'on aura recherché la faute et la responsabilité humaine pour réparer (ou sanctionner). L'histoire a voulu statuer le malaise social selon deux thèses idéologiques inconciliables : ou bien le système est bon et l'homme est paresseux, malade, voire mauvais, ou bien le système est mauvais et aliénant et l'homme est bon mais victime. Cette lecture strictement idéologique « gauche *versus* droite » pollue la psychologie politique parce qu'elle subvertit la santé en terme de victimologie. Or personne ne peut vivre sans sa collectivité, sans une matrice, sans du travail, sans un argent. Et inversement, la richesse est créée par les hommes, l'argent comme moyen. De plus, l'enjeu psycho-politique de la santé n'est plus (aussi) idéologiquement binaire avec le changement climatique.

À l'inverse, comment répondre à un conflit intriqué entre le conflit psychique, le conflit social et le conflit environnemental ? Tenir compte des nouvelles dispositions mentales que sont la maturité politique et la maturité aboutie du narcissisme. Cette psychologie politique reconstitue les valeurs éthiques communes infalsifiables et en créera de nouvelles qu'idéologiquement rien ne sera plus jamais comme avant. L'avenir de la planète ne sera ni « à gauche » (une révolution anticapitaliste mondiale ?), ni « à droite » (une généralisation de la mondialisation financière ?). Longtemps, ce lien éthique reliant l'homme, son environnement et son système de façon positive, avait pour nom Dieu dont la puissance est exercée par procuration du sacré, par un clergé « dirigeant » idéologique. Aujourd'hui, ce n'est plus le cas bien que l'homme soit pris dans le vertige d'être des petits dieux dans son domaine, dans sa famille ou seulement dans sa tête ou devant son écran. L'idéologie radicalisée est en passe d'être une néo-théologie.

La notion de progrès de la santé va avec celle de la perfectibilité, et c'est cela la vertu du vivant de savoir que le progrès n'est jamais « naturel » mais humain. Sans cette vertu laïque du bien-être entre soi, le conflit du conflit créera toujours des ennemis et jamais la vertu du vivre ensemble. Nous aurons peut-être répondu au projet romantique du début du XXe siècle d'un monde où l'on pensait que la dernière guerre des guerres aurait pu apporter une paix définitive. C'était l'idéal qui avait présidé à la création pour la première fois dans l'histoire de l'humanité, d'un collectif « La Société des Nations » à la fin de la Première Guerre mondiale aux millions de morts par des armes modernes.

II
Une clinique bio-psycho-sociale

La notion de troubles psychiatriques dus à une cause extérieure traumatique est aujourd'hui acquise. Elle a été identifiée chez les anciens combattants états-uniens de la guerre du Vietnam. Peu après le diagnostic « État de stress post-traumatique » allait fait son entrée dans la classification internationale des maladies de l'OMS. La Lettre Psychiatrie Française de l'Association des Psychiatres français (N° 94, Paris, 2000) avait publié mon texte « *Les maladies psychiatriques d'origine professionnelle* ».

Dans cet article, je considère que le « social » peut avoir une incidence sur le « psycho » et le « bio » selon cette expression biopsychosociale. Un traumatisme psychologique subi au cours d'un exercice professionnel peut être qualifié d'accident du travail. La déclaration de causalité, de circonstance caractérisant un accident du travail de ce type, est identique que celle d'un accident du travail par un traumatisme physique, qui était déjà reconnu par la législation. Administrativement, une fracture du fémur est équivalente à une fracture mentale.

Il s'agit de considérer une causalité directe entre un événement externe grave et la conséquence psychique sans « passer » par la notion courante du trauma vécu selon la psychologie classique et surtout freudienne. Dit autrement, la personne était « normale » avant l'événement traumatique.

Depuis cette époque, la législation française sur les

pathologies psychologiques a gagné en précision et en reconnaissance. La notion de harcèlement caractérise le caractère continu et insidieux d'un traumatisme prolongé. Ainsi une parole agressive et insultante peut être la cause d'un accident du travail (Article L.1152-1 du Code du travail). La victime peut aussi faire une démarche pénale de reconnaissance de responsabilité, par exemple sous le chef de la mise en danger de la personne (Article 223-1 du Code pénal). En 2019, des dirigeants de la société France Télécom ont été reconnus responsables des accidents du travail qui ont conduit au suicide des personnes. Dit autrement, l'environnement peut être toxique moralement sur des personnes saines.

L'accident du travail et le traumatisme psychologique

L'accident du travail est une atteinte de la personne normalement en bonne santé qui a droit à une réparation. En France, cela n'a pas le sens administratif d'une maladie bien que la blessure demande des soins.

Jusqu'à récemment, le traumatisme psychologique pouvait être considéré comme faisant partie des aléas de la vie. Il fallait à l'homme le supporter quel que soit le coût. Le traumatisme pouvait être soit minimisé, soit considéré comme un événement déclencheur et révélateur d'une personnalité sensible et fragile, incapable de faire face, de prévenir ou de prendre sur soi cet événement. Voire une personne faible, pas courageuse qui a failli. « Prendre sur soi, c'est s'en prendre à soi-même » : l'on pourrait voir cette conception comme un héritage culturel lointain de l'homme en faute vis-à-vis de son institution nourricière. Au Japon contemporain, c'est le « *jiko sekinin* », version nippone de « c'est de votre faute ». In : *Le dogme japonais de la responsabilité individuelle. Au pays du « jiko sekinin »*, Yuta Yagishita, Le Monde Diplomatique, N° 794, Mai 2020.

De façon factuelle, il n'y a plus lieu non plus d'« interpréter » la part psychologique d'un accident du travail comme relevant d'une « stratégie de l'Inconscient » de la personne pour un « bénéfice secondaire » (obtenir un arrêt de travail ou une pension ; inspirer une compassion). L'on s'interdira d'un tel « procès d'intention » comme du terme de « sinistrose » ou pour les conduites masochistes d'une « névrose d'échec ».

Aujourd'hui, l'examen de la causalité prime à partir de l'hypothèse d'une personnalité antérieure saine. Le traumatisme est le point central caractérisé par la violence du choc venant de l'extérieur. Cela peut être un traumatisme unique (une menace, un accident) ou bien à la suite d'une accumulation d'atteinte à la personne par des conflits de situation, d'intérêt répétés sans solution (par une stratégie institutionnelle de harcèlement). En général, la situation est complexe. Sa genèse peut être lente et insidieuse surtout quand il y a un conflit de santé entre « l'identité narcissique » de la personne – sa dignité – et « l'identité souveraine » de la culture de l'entreprise. Dit autrement, la santé-image de la personne *versus* la santé-image de l'entreprise. Le cadre est toujours d'actualité : l'entreprise est responsable de la santé de son personnel (comme la société de ses citoyens) de sorte qu'une maltraitance déclenchée par l'entreprise, fait de la personne, la victime. Mais une pensée collective de santé pour tous cache-t-elle celle d'une société humaine jugée maltraitante ?

Pire encore, cette personne peut être doublement victime dans sa vie psychique. D'abord, avoir été victime de l'accident du travail. Ensuite, devenir malgré elle la victime de ses propres reproches de ne pas avoir des capacités physiques et psychologiques de résistance et de défense. La peur et le sentiment de culpabilité dominent la perte de compétence psychique. L'image réelle et idéale de soi est touchée, les reproches à soi seront la source de dépression. Cette défaillance du « narcissisme social et politique » tombe parfois dans la faille irrécupérable de la perte d'identité professionnelle. La personne est gravement déstabilisée dans ses représentations narcissiques intimes, et cela retentit alors péjorativement sur ses autres identités sociales (familiale par exemple). Il y a un syndrome de glissement en cascade. L'entreprise après avoir été malfaisante n'est pas salvatrice : elle lui renvoie l'image d'inutilité. C'est le handicap social.

Sous l'angle de la psychologie sociale, la norme et la normalité reviennent comme deux référentiels de la santé. Le débat : l'entreprise *versus* l'individu impose de poser la priorité sanitaire entre celle de l'individu et celle de l'entreprise. Pour la tranquillité et la sécurité publique, il faut un arbitrage à ce débat au niveau de la société civile et le citoyen attend le dernier mot de là, pas de l'entreprise. Cela peut sembler théorique parce que la réalité est complexe. Par exemple, la santé d'une industrie agroalimentaire intensive est de pousser à l'hyperconsommation de viande et de sucre. Son résultat sur la santé populaire est évident par le diabète et les obésités qui occasionnent un coût humain et social énorme en dépenses de santé. Donc santé publique *versus* santé économique. C'est le même débat qui avait prévalu mondialement pour mettre fin aux confinements dans la lutte contre la pandémie du Covid-19 en 2020. Et donc santé globale *versus* économie globale.

Ainsi, d'un côté il y a ce que la culture d'entreprise considère comme ses normes de fonctionnement. Et de l'autre côté, la personne voit comme anormal, ce qui lui arrive. Cela se règle selon le contrat de travail de la personne. Mais le contrat moral qui est un contrat de confiance est cassé. Cela peut être aussi des deux côtés. C'est pourquoi ce double désaccord est le révélateur d'une représentation différente du bien-être qui à un moment crucial « éclate » par la survenue d'un « accident » qui arrête le cours des choses. La société civile intervient au nom de la sécurité des personnes, d'une éthique publique et d'un seuil de souffrance. La société qui ne lâche pas ses citoyens devrait avoir une pensée globale claire de santé pour tous.

Nous estimons que l'événement « accident du travail d'origine psychologique » est un symptôme négatif. Il révèle l'existence d'une volonté conjointe (mais ici accidentée) de la personne et du corps social de se rejoindre sur l'idée de bien-être comme une vertu de vivre ensemble ; le corps de l'entreprise pourra servir de médiateur positif. L'accident du travail sera alors considéré comme un accident de parcours de vie malheureux du corps social et non comme le fruit d'une manigance perverse de l'une des parties ou des deux. En conséquence de quoi, une réponse médico-administrative à l'accident du travail est nécessaire mais insuffisante, la victime a aussi besoin en profondeur d'une reconnaissance éthique pour la réparation de son état. L'on voit bien dans l'attente des victimes de paroles de repentance et de regret de la part du système.

Pour mettre cette dimension éthique, le déterminisme devra être holistique intégrant la subjectivité et l'objectivité des protagonistes dans l'agrégation des faits pour construire cette santé pour tous. Si l'on instruit une éthique « préventive » aux protagonistes à partir d'un sentiment altruiste, des événements traumatiques pourront être évités. Un contrat social de santé concilie la santé de la personne et la santé des entreprises. C'est la philosophie de l'assurance-maladie en France.

La victime d'un accident du travail d'origine psychologique sera reconnue après un examen de sa santé pour être dédommagée s'il y a des séquelles après les soins nécessaires. Juridiquement, c'est un accident. Il n'y a ni délit, ni crime sauf si la victime considère l'intentionnalité ou un manquement venant d'une personne physique ou morale. Elle porte alors sa situation en justice pour un jugement de responsabilité. La société humaine juge, évalue le préjudice et tranche la valeur des choses. Et la notion de consolidation d'un accident du travail – par le médical – sert à cela. C'est une conception éthique et neutre par la reconnaissance des traces (les cicatrices) du traumatisme. Une réparation sociale (à cause d'un handicap secondaire) et financière compensatoire sera légitime : « la cicatrice de la blessure » est une séquelle. Si les effets de cet accident perdurent après la consolidation, le système français de protection de la personne considérera alors la situation comme un état de maladie simple ou de maladie d'origine professionnelle. Les soins à la personne tiennent de la protection du contrat de citoyenneté. Du point de vue psycho-politique, l'éthique publique est garante des traumatismes moraux et elle reconnaît sa part dans la société humaine de s'occuper de la santé de tous dans et hors des entreprises, partout.

Le traumatisme est psychologique et occasionne une souffrance morale aigue, prolongée ou chronique. La dignité de la personne est atteinte dans son intégrité psychique et son autonomie sociale. Dans cette dimension humaine, un flux tendu d'affects négatifs envahit la pensée et établit une chaîne mentale entre le social et la vie privée ; la souffrance au travail sert de pivot. Des pensées obsédantes ou des ruminations mentales apparaissent. Des sentiments de persécution parfois. Une vie saine dans un environnement sain devient impossible, les barrières qui endigueraient la souffrance sont rompues. Cette chaîne sanitaire explique que la tension nerveuse intime et la souffrance au travail sont des paramètres de prévention. Cela justifie notre hypothèse qu'entre le conflit individuel et le conflit social, il existe des dénominateurs communs pour dire ces niveaux de souffrance. Le moins visible est la souffrance du citoyen déclassé dans sa « carrière citoyenne », venant d'une société sans cesse en crise, une société traumatisante.

La souffrance au travail du concitoyen

Aujourd'hui, la souffrance au travail est souvent la conséquence des tensions productivistes et managériales excessives de l'entreprise qui déclenchent l'inacceptable chez la personne. C'est le « trop, c'est trop ». Cela commence souvent par un épuisement professionnel autrefois appelé du surmenage personnel. Une réorganisation de la charge de travail ne suffit pas.

Dans les théories populaires de l'équité, le point de souffrance est le sentiment d'injustice : la richesse créée ne revient pas (suffisamment) à ceux qui l'avaient faite mais (surtout) à ceux qui font le commerce de l'argent. Superficiellement, l'on parlerait de jalousie et de rivalité mais la force de fond est un thème de santé à partir d'un ressentiment péjoratif, toxique.

Si l'accidenté de travail est indemnisé, cela ne veut pas qu'il déteste le travail. Le rapport entre la santé et le travail producteur de richesse est dans la valeur de l'argent juste. Cet argent met en évidence un rapport de tension à deux volets : une tension exogène d'une rémunération adéquate entre la personne et l'institution par ses représentations de puissance et de pouvoir, et une tension endogène de la personne avec elle-même entre la réalité de son gain, la valeur estimés de son travail et son idéal de bien-être par le pouvoir d'achat. La capacité d'épargne entretient l'idée d'une vie riche, la santé comme un trésor. Ce double rapport de tension porte un déterminisme psycho-politique commun : planifier et accumuler pour atteindre un bien-être. Concrètement, c'est une politique psychique d'adaptation. Il serait réducteur de considérer ce rapport de tension comme fondé uniquement sur la frustration égotique ou sur l'exploitation humaine mais si, en vérité, le conflit social peut aussi venir d'une cumulation de souffrance collective, d'injustice. Et de la même façon une souffrance hiérarchique à cause d'un management paternaliste produit une aliénation par l'effet de dépendance puis le sentiment de perdre sa dignité.

Ces rapports de tension peuvent être destructeurs. Mais ils créent aussi une dynamique positive de changement quand sa dimension éthique est identifiée et opérationnelle. C'est quand le respect de la concitoyenneté est « abîmé » à la fois dans l'entreprise et dans la société que cela se gâte : l'accident du travail causé par l'entreprise serait le symptôme révélateur de la situation et aussi d'appel de la personne. Le sentiment d'injustice vient d'un trop grand sacrifice non reconnu ; la personne attend de la société des citoyens une réaction. Le mouvement français des « Gilets jaunes » (2018) à ses débuts, dénonçait une souffrance sociale. Peu après, il rendait le gouvernement responsable, pas les entreprises. Ce mouvement est le symptôme d'une atteinte au « narcissisme politique ». Les marxistes appelleraient cela la conscience de classe mais cet outil intellectuel n'a pas eu de prise sur ces personnes. Nous observons ainsi que la réponse aux rapports de tension créée par l'argent se trouve d'abord dans la valeur de vie soumise à une éthique sociale de justice. Il ne s'agit pas de « prendre l'argent aux riches pour les pauvres », ni de dédouaner un pôle victime contre un pôle gagnant car ce serait ainsi sans fin.

La santé du politique et les cinq appareils d'exercice

Le point de départ de cette partie se trouve dans deux livres. D'abord dans « *Psychologie politique de la citoyenneté, du patriotisme, de la mondialisation* » (Paris, L'Harmattan, 2002) avec comme sous-titre « *Sept études cliniques* ». C'est une réécriture de ma thèse de psychologie de 1998 dont le titre est « *Contribution à la psychologie politique à la lumière des événements récents du Vietnam et des Vietnamiens* » étayé par une étude critique de sept situations de psychologie politique. Ensuite dans « *La citoyenneté et la construction du vivre-*

ensemble. Psychologie politique du raisonnable et du convenable ». Paris, L'Harmattan, 2015. Ce qui suit est un développement de ces livres par des analyses centrées sur la santé.

La citoyenneté est fondée sur le principe démocratique qui supporte et contrôle la démagogie comme son anti-principe. Sans elle, la démocratie serait moins vertueuse et glisserait à accepter un régime autoritaire. Est-ce le cycle de « *l'anacyclose* », décrit par l'historien et théoricien grec Polybe (vers -200, vers -118 av. J.C.) ? La démagogie serait-elle le mal nécessaire de la démocratie – une sorte de contre-pouvoir informel – qui doit l'identifier pour elle-même ?

La culture politique occidentale offre trois paramètres devenus une référence universelle de la citoyenneté. Ils concourent à la santé du politique qui va amener au choix de la meilleure politique de santé :

> 1.- L'espace d'expression d'une inaliénation de la personne par l'équation fondamentale : un citoyen = un bulletin de vote. C'est valable pour tous et anonymement même si sa réalisation peut être pervertie. L'identité politique du Moi est ancrée par un état civil à un lieu : l'endroit où l'on est reconnu comme citoyen en bonne santé ;
> 2.- L'espace temporel. Le citoyen connaît les échéances électorales régulières fixées par convention. C'est un rendez-vous général pour une décision collective par rapport à des promesses politiques. Rien en principe ne peut manipuler le calendrier. Chaque scansion réexamine la valeur politique des décisions, désigne des représentants et établit ou revoie un nouveau contrat politique et social. Chaque citoyen délègue sa confiance et le corps des citoyens porte une identité collective mais son

expression est hétérogène selon les circonstances. C'est la bonne santé du système ;

3.- Entre deux échéances, le pouvoir est exercé par des groupes restreints de personnes déléguées, placées par fonction au-dessus de corps des citoyens pour dire le droit et le devoir de tous et de chacun selon un ensemble de codes et d'appareils de gouvernance. Ils incarnent la puissance publique et l'individu doit obéir en dernière analyse. Le corps soignant serait d'un autre type. Cette puissance propose à tous, un idéal du bien-être public, et préfère décider par consensus. Pour y parvenir, elle demande une éthique raisonnée : le civisme ; et par là, la légalité coïncidera mieux avec la légitimité.

À partir de cette santé politique du citoyen – toujours en référence à la culture politique occidentale –, l'on peut parler de la santé du politique. Et comme toute la définition de santé, elle a une longue histoire. L'on était parti de la santé comme l'absence de maladie pour arriver ici à l'idée d'une santé globale – hommes et sociétés – qu'il faille avoir des appareils pour la soutenir et l'organiser.

Le terme de « *santé du politique* » est une proposition d'attente pour ne pas le confondre avec la santé de la politique qui consisterait à classer une politique ou une idéologie comme « bonne » ou « maltraitante » ou « pas bonne », et par voie de conséquence, une bonne ou une mauvaise politique de santé.

Pour éviter d'être utopique et faire une incantation de généralités, la santé globale aurait besoin d'un saut épistémologique par une médecine assurée par des appareils de soins.

Les politiques de santé, une fois soumises aux idéologies, ne recouvrent pas toujours l'idée d'une santé pour tous comme la matrice première d'une société sûre : la santé pour tous au même rang que la police, la justice, l'école, l'armée. La notion de santé du politique signifierait que le socle même de la société est d'avoir un dispositif de santé équitable d'accès et de neutralité politique aux soins. Pour cela, il faut une certaine maturité politique, un niveau économique et s'appuyer sur le dispositif existant. Son but de considérer la tranquillité sociale de la nation à partir de la satisfaction des citoyens de leur cadre de vie et qu'ils puissent compter sur le système de soins en cas de besoin. Ses perspectives regardent et entretiennent le bien-être comme le projet décent de santé.

Ainsi, la santé du politique pourra anticiper les conflits, régler les problèmes et anticiper l'avenir quand cela est chaque fois possible. La santé du politique serait la base sanitaire du vivre ensemble. Son programme concret est de se doter d'instruments et d'appareils pour la distribution juste des soins pour plus de bonheur. Il y a du bien-être de savoir que cela est possible.

Je dis que ces appareils existent déjà pour faire cela et il faudra les enrichir, préciser et sanctuariser leur mission de service public d'une santé vraiment pour tous.

Ces appareils de pouvoir sont le fruit de l'histoire humaine. Ils auront ce projet de la santé pour tous comme un projet du bien public. Il y a donc les appareils exécutif, législatif et judiciaire – ce qui est classique et identifiable depuis Montesquieu – avec à côté et de façon transversale, les appareils administratif/la bureaucratie (y compris l'appareil scolaire, l'administration d'État) et médiatique d'information et de communication (la presse) ; ce qui est plus neuf, plus diffus et omniprésent. Ces cinq appareils disposeront de pouvoirs et de missions spécifiques ; la notion même de sécurité des personnes est ainsi élargie vers la santé. Ils organisent et nourrissent déjà un pan de la santé du corps social bien qu'ils puissent – comme tout appareil – se dérégler ou être détournés par des idéologies. Cf. « *Aux racines de la crise sanitaire français* ». In Le Monde N° 23 426, 27, 28, 29 de Mai 2020.

Les trois premiers appareils renouvellent en principe leurs dirigeants à échéance (sauf des cas d'exception). Par rapport à eux, les deux derniers appareils assurent une fonction de continuité et de transmission pour l'un, et de vérification externe pour l'autre. Leurs personnels se recrutent davantage par cooptation, par nomination ; la procédure de sélection n'est pas forcément démocratique. Le recrutement des cinq pouvoirs se fait en général, par mérite de valeurs différentes. Il se crée naturellement un esprit de corps. Chaque pouvoir a son éthique publique propre, et ses serviteurs suivent une déontologie professionnelle, le tout est sans cesse dans des ajustements de légitimité. Des frictions entre ces pouvoirs existent et ces appareils défendent leur fonctionnement « sain », correct et transparent.

C'est la coordination réussie de ces cinq pouvoirs qui assure les conditions de penser au bien-être. Elle renouvelle la santé du contrat social et citoyen. La santé du politique, c'est la confiance en la stabilité des institutions.

Sur le projet d'une société de gens en bonne santé, la santé du politique fait des cinq pouvoirs, les instruments d'une médecine globale. De là, il y aura bonne tenue des politiques de santé comme, par exemple, de décider une campagne de dépistage obligatoire. À ce moment-là, entrent en scène la fonction des débats démocratiques et le rôle des idéologies, des idéologues et des élites. Le saut épistémologique se conclut ainsi : la santé des hommes guide la santé des entreprises.

--- oo ---

La médecine soigne avec ses instruments les personnes sans distinction de classes ni d'idéologies politiques. La médecine globale du politique offre à tous les citoyens, une sécurité, une protection et une assurance maladie sans distinction de classes, ni d'idéologies politiques. L'on serait déjà sur la bonne route dans certains pays.

Une fois la santé du politique aura défini son socle commun grâce aux cinq appareils de pouvoir, les politiques de santé seront moins soumises aux aléas idéologiques et ses surenchères démagogiques, c'est-à-dire aux décisions tributaires de la majorité et la minorité.

Le socle symbolique de la santé du politique serait la manière commune de s'entendre sur ce que < Liberté, Égalité et Fraternité > veut dire en bloc en permettant à chaque terme, de définir les limites de son autonomie sémantique. La liberté laissée seule conduira l'homme à la sauvagerie. Une égalité pratiquée seule nivellerait tout. Une fraternité unique bloquerait toute forme d'initiative. Ainsi, c'est bien la synthèse de ces trois notions qui fait le politique grâce aux leçons d'histoire et à une maturité politique et collective tirée de cette histoire. Ces trois notions viennent de la Révolution française et au-delà de cette référence, je pense que ces notions ont une signification universelle.

La santé du politique utilise les cinq appareils pour soutenir une médecine intégrale ; celle qui soigne les conflits, guérit les souffrances collectives, prévient les accidents et anticipe l'avenir. Et il n'y a pas de recettes. Le génie de la culture politique est de répartir la tâche entre les cinq pouvoirs et de définir son rôle et la fonction de chacun. L'idéal de bien-être, de liberté, d'égalité et de fraternité œuvrent ensemble comme une référence pensée et une éthique de protection de ses membres pour vivre ensemble.

Aujourd'hui, c'est sur une décision majoritaire issue d'un processus démocratique que se décide le budget de ce « comment faire ». La majorité signifie un grand nombre de personnes d'accord entre elles, à un moment donné sous la conduite d'un groupe ou d'un parti qui les représente différemment de l'avis d'un plus petit nombre. La notion d'une santé pour tous voudrait se légitimer par le politique et pas comme un bien commun. Et elle est renouvelable selon le bon vouloir du « Grand nombre ».

La santé pour tous, la santé selon le « Grand nombre »

La neutralité et la fiabilité « techniques » de ces cinq appareils de pouvoirs concourent à nourrir la confiance populaire dans son projet sociétal d'un bien-être où la santé pour tous répond concrètement à la mise en œuvre de la trilogie emblématique de < liberté, égalité, fraternité >.

La santé pour tous devient un contrat social souple et capable d'ajustements. Il y a une ambition théorique que la santé soit un terme premier. Ensuite, une ambition opérationnelle, que ce contrat soit le garant de la bonne santé collective. Aussi, comment valider ce contrat de bien public pour le grand nombre sans subir le filtre idéologique au gré des majorités parlemntaires ?

De la confiance humaine, l'éthique de fonctionnement du dispositif garantit l'identité collective et gère au quotidien les personnes. Il n'y a pas de tricheries. Les citoyens se sentent en sécurité par des normes (environnementale, alimentaire..). Cela tient des leçons d'humanité de l'histoire qui se vérifient chaque jour par le détail des faits-divers du vécu.

Cette validation populaire hors idéologie se passe par des « leçons des choses de la vie ». C'est la mise en sens d'un savoir collectif sur le quotidien. Il faut voir aussi ceci comme un révélateur de la mentalité collective. Et à partir de cette base, chacun se fait une santé. L'on se rend maître de son existence qu'en même temps, personne ne peut vivre sans sa communauté, si petite soit-elle. Des groupes se constituent par affinité, pour une même sécurité et par une même lecture des événements. Il y a ainsi des normes de santé morale de groupes. À partir du moment où existent des catégories sociales, l'on ne croit plus en une « société homogène » sans classe quand l'on avait cru en des hommes tous semblables. Avant cela, la pensée théologique assurait l'identique comme une identité commune de tous, enfants de Dieu. Plus tard, la notion de l'identique sert à l'individualité, la distinction et l'autonomie de la personne. Ces leçons de vie montrent non seulement la mentalité collective d'un groupe mais aussi la maturité « politique » des personnes. Une sorte de santé mentale. L'on parle maintenant d'épanouissement personnel et social comme une valeur de santé.

Ces leçons de vie s'agrègent pour constituer l'opinion d'un grand groupe de citoyens. Quelle serait sa puissance de vérité quand ce groupe aura la qualité de majorité ? D'une autre façon, l'opinion de la majorité porte-elle une valeur de santé quand elle pense avoir (la) raison ?

Fondamentalement, le premier garant symbolique est l'éthique sociale ; elle relie un groupe pour quelque chose de bien. C'est le dire vrai. Aujourd'hui, cette éthique est laïque, elle dépend des hommes. Et cette éthique du politique est de la santé mentale. C'est le ciment d'une citoyenneté de créer un sentiment de protection, une perspective d'action et un espace de pensée en commun. Une chaîne de sécurité se déploie ainsi du narcissisme à la citoyenneté : < les gens sont semblables à moi = un territoire et des règles communs à partager = une perspective commune d'avenir en confiance = la citoyenneté = une éthique d'intérêt à vivre ensemble >. Cette certification d'identité de citoyen porte dans son intimité une pulsion de vie, une sorte d'ADN auto-protecteur constitutionnel : le narcissisme. Cette sécurité intérieure certifie l'image interne de soi (le narcissisme individuel) qui sait se projeter après en dehors pour s'envelopper puis participer à une identité sociale et citoyenne (le narcissisme collectif) par maturité. Dans le sentiment de concitoyenneté, deux plans éthiques se superposent en conscience : celui de l'être intime (je suis unique) et celui de la personne sociale (je suis comme tout le monde). Sans ces deux niveaux, il y aura de la confusion ou de l'envahissement.

Cette proposition est une voie étroite pour cette éthique (du) politique non subordonnée à une idéologisation de la santé. Car certaines idéologies aimeraient proposer sa santé morale voire les imposer avec des sanctions en cas d'indocilité. Plus insidieusement, un esthétisme d'État est une manière de le faire.

La santé globale engloberait la santé personnelle et la santé pour tous. Il y a deux clés pour une non-politisation idéologique de la santé pour tous.

La première clé pourrait être la sexualité humaine. Elle répond à la fonction universelle de lier des hommes selon une pulsion d'amour et d'éthique pour rester en bonne santé ensemble. Contre le crime. S'enclenche un mécanisme de psychologie politique : la culture politique et la tradition historique organisent la deuxième clé en définissant les relations de la parenté. Pour des alliances. Les rites d'union, les célébrations et les commémorations, les interdits sont des preuves de santé. Ces deux clés fabriquent une chaîne de personnes non consanguines, inaliénables et souveraines qui s'associent dans la citoyenneté : une chaîne anonyme, fraternelle et solidaire. Donc, la première clé ouvre le lien des personnes et pérennise leur bonne santé physique et mentale. La deuxième clé ouvre le lien d'une citoyenneté libre, équitable et fraternelle pour que chacun fasse ses leçons de vie.

La périodicité des élections libres et anonymes – un signe d'une bonne santé collective – est un rassemblement sur la place du marché pour que chaque citoyen fasse le point avec lui-même et les autres. Tout le monde se renouvelle concrètement la confiance éthique d'être ensemble. Elle rythme la capacité individuelle, identitaire de se retrouver dans une identité collective pour élire du nouveau et aussi pour vérifier les promesses politiques passées. C'est-à-dire utiliser l'éthique pour juger entre le bon et le moins bon, entre le « j'aime » et le « je n'aime pas ».

Aujourd'hui faire et avoir des élections libres, c'est un bien-être public parce qu'il répond à une pulsion primaire qui est celle de dire les choses. Il y a un idéal : la démocratie est une expression de santé collective, un besoin organique et éthique. D'une part, cela a du sens quand elle est surtout exprimée par un grand nombre de personnes. D'autre part, elle n'est pas synonyme d'une liberté pure, sans contrainte, c'est-à-dire sans tenir compte des autres. Accepter les limites et les contraintes légitimes, c'est de la bonne santé. Ce cadrage « civilise » les libertés spontanées bien que l'impression d'une non-liberté déborde souvent les règles consensuelles. La santé du politique permet de distinguer le sentiment d'être libre qui est sans limite, des conditions de la liberté qui la rendent effectives et réalisables. Ainsi, le politique, c'est tenir compte de la réalité de l'autre. En conséquence de quoi, c'est le droit qui garantit la santé pour tous à partir d'un processus démocratique, et non l'idéologie qui siège au parlement.

La santé pour tous fait donc son entrée dans le code de santé et indique un principe d'organisation aux bons soins des cinq appareils de pouvoir. Y a-t-il une santé pour tous qui s'opposerait à une décision individuelle au nom de la liberté ? Par exemple, se donner la liberté de fumer contre la santé pour tous. Une liberté organisée est-elle encore de la liberté ? Quand on dit qu'une liberté individuelle s'arrête quand commence celle des autres, cela veut dire que la liberté est conditionnelle. En conséquence de quoi, la notion de santé pour tous peut devenir un principe par nécessité : la responsabilité de cette santé pour tous est collective, que la personne citoyenne soit d'accord ou non à sa pratique.

Des règles de droit transparentes et identifiées définissent l'espace de la citoyenneté qui protège les différences d'opinions sur la santé. Le respect de l'altérité se mue en respect des décisions politiques. Un entendement pour des échanges et des pensées libres suppose aussi le respect des échéances parce que les connaissances sur la santé changent, évoluent. Ce temps de changement est aussi un temps politique pour valider le contenu d'une politique de santé globale. La personne se donne le temps d'apprendre et de pratiquer le savoir-penser, le savoir-choisir, le savoir-délibérer pour se regrouper en groupes d'affinité puis faire partie d'un groupe majoritaire. À partir d'une majorité, l'on construit le concept du « *Grand nombre* » qui est une abstraction accolant le quantitatif et le qualificatif pour porter la puissance de la raison, et en retour un effet de validation *ad hoc* : l'on a toutes les raisons de penser que le Grand nombre a raison parce que beaucoup y ont participé. C'est l'expression d'une confiance en délégation. Une santé pour tous doit-elle signifier la santé globale validée par une majorité que chaque individu devra suivre ?

La délibération s'apprend. Délibérer, c'est être libre d'opinion. Il y a la délibération entre soi et les autres et la délibération entre les différentes opinions que l'on partage. Elle se pratique avec un préalable psychologique : savoir considérer les décisions finales. Cela ne veut pas dire obéir. C'est devenu un « naturel » de la vie collective, travaillé après les temps archaïques et reculés où le chef décidait de tout. Aujourd'hui, la notion de « Grand Nombre » fait la décision. C'est une accumulation quantitative de personnes dont la décision est supposée porteuse de vérité et de justesse. Dit autrement, le Grand nombre dit la Raison du moment, et peut dominer la qualité des choses alors que l'éthique peut souverainement dire que la majorité n'est pas toujours dans le Juste. « *La raison du plus fort n'est pas toujours la meilleure* » (*Le Loup et l'Agneau*), Jean de La Fontaine (1621-1696).

L'autonomie du citoyen implique sa maturité vertueuse. Auparavant, le petit nombre – à commencer par l'individu – avait appris à respecter le « Grand Nombre » – le groupe – comme la répétition des scènes familiales où le petit se soumettait au plus grand parce qu'il a confiance. Ce lien d'affection n'est pas un rapport démocratique, mais l'on s'y prépare en apprenant les règles de subordination légitime. Le principe démocratique porte une double puissance éthique : il garantit la confiance en des promesses d'avenir et en même temps, la règle du contrôle *post hoc* des réalisations. Personne ne peut tricher longtemps avec cette éthique. Le défi démocratique tient alors autant dans l'opinion majoritaire qui a par définition raison sur le moment, que dans la reconnaissance de ses erreurs de jugement sur le programme ou sur ses « chefs ».

Est-ce par une santé globale, une preuve de maturité politique ou bien ce n'est que de la versatilité ou de l'impatience populaire. En pratique, l'opinion majoritaire supporte mal de s'être trompée de décisions en retournant sa propre responsabilité collective sur des boucs émissaires minoritaires ou sur une classe de dirigeants. C'est le « on ne s'est pas occupé de ma santé ».

La santé et la maturité politique

L'éthique et la démocratie appartiennent à une culture politique « en bonne santé » et elles composent la conscience et le comportement de la personne en structurant ses rapports au monde. C'est fragile. Le « Moi-Je » du narcissisme individuel intègre le « Nous ensemble » du narcissisme altruiste, collectif et séquentiel. Le rapport social et politique au monde se fait de façon éthique comme un démocrate. Il y a toujours quelque chose de l'autre qui habite notre soi-même : c'est la capacité au respect.

Ce mouvement du respect de soi et des autres, relève de l'organisation politique interne de la psyché. Son exercice politique, c'est s'adapter au monde grâce à une représentation intériorisée d'un monde en partage. Cette intégration et cette adaptation peuvent être clivées à cause de l'anonymat de la mondialisation qui vient brouiller les limites de ce Nous impalpable et multiculturel de sorte qu'en réaction, l'individualité du Je se survalorise comme tout puissant, et ouvre sa porte aux forces identitaires idéologisées (dernier exemple, le populisme). Face à ce clivage plus ouvert et aujourd'hui avec les effets inconnus du réchauffement climatique, le politique dit qu'entre l'éthique et la démocratie, la passion populaire pratique le « sauve qui peut » par la démagogie aux arguments de séduction faciles. La démagogie devient l'antithèse de la démocratie et bafoue l'éthique ; elle voudrait même être une pensée essentielle. Et cette démagogie du « sauve-qui-peut » viendrait des temps archaïques pour se disputer par la séduction, le rapport à la terre, à la fertilité, à la fécondité, à la descendance. Et cette passion d'appropriation se nommera « patriotisme » ou « nationalisme » que la démagogie usera comme son argument. La démagogie est une contre- santé.

En langue française, le mot patriotisme renvoie à la patrie – « *pater* », père en latin. Le mot nationalisme renvoie à « *natio* » du latin naître, donc à la mère. Puis, il y a eu une appropriation idéologique de ces deux vocables pour dire deux manières d'aimer son pays et de le servir au cours de l'histoire, surtout contemporaine : la gauche française était patriotique pendant la résistance et la droite était nationaliste du côté de Vichy. Ce n'était pas toujours cette distribution au XIXe siècle et au début du XXe. Puis dans cette même idéologisation, une « gauche internationaliste » dans la version soviétique ne pouvait plus être patriotique car cosmopolitique opposée « une droite nationale », voire national-socialiste !! L'éthique et la démocratie – facteurs de la santé globale – courent le risque d'être prises au piège de l'idéologique par une sémantique d'appropriation faisant l'amalgame des sentiments vitaux d'amour de soi, de sa patrie et de sa nation.

Quand nous mettons psychologie, maturité et bien-être dans un même bloc stratégique, le bien-être politique et la maturité politique justifient alors une psychologie politique comme une méthode. Aussi l'ambition d'un bien-être social et politique – la paix sociale – est de faire fonctionner une maturité politique pour bâtir une citoyenneté à vivre comme une « carrière », et pas comme une posture figée soit de bénéficiaires ou de victimes. C'est dire que la maturité psychopolitique construit la responsabilité citoyenne. Le développement psychologique de l'Alter ego conduit à la fonction symbolique du Tiers d'élaborer la conscience éthique et l'esprit démocrate. Ce développement donnera un regain à l'histoire.

L'on comprendra alors que la maturité psychologique est aussi une qualité politique, et son objectivation passe par la notion de majorité en commençant par l'âge de la majorité. Un désaccord avec l'opinion majoritaire peut être une prise de position par maturité politique qui peut n'avoir aucun rapport avec la vérité des choses. Et l'opinion minoritaire n'est pas une opinion mineure.

La psychologie serait donc politique quand elle conduit une stratégie d'organisation mentale pour identifier des situations de vérité qui fassent adhérer des groupes pour devenir le jour d'après, majoritaire selon l'axiome « la vérité triomphe toujours ». Ce n'est pas faire du marketing politique ou du lobbying puisque pour cela, il faut savoir porter une critique constructive. C'est par ce cheminement que l'opinion majoritaire est une opinion de maturité mais l'inverse n'est pas toujours vrai.

Les cinq appareils de pouvoir pour assurer la santé du politique, favoriseront ces notions « d'intelligence collective » et de « génie du peuple » qui caractérisent la maturité et la culture politiques pour maintenir une santé globale de la communauté.

Ainsi, nous disons que la maturité politique tient de cette intelligence collective. C'est être vigilants aux risques d'erreur et si besoin d'en assumer les conséquences. C'est avoir l'esprit informé mais modeste pour répondre aux dangers et assurer le sentiment de sécurité. D'un autre côté, il s'agit de répondre aux états de contradiction de la société par une pulsion positive de progrès qui affronte les facteurs d'insécurité et les impondérables. Ne pas être d'accord ne devrait pas être une cause de violence ou de faire justice soi-même. C'est la dimension individuelle de la psychologie politique. On évoque également le mécanisme du refoulement. Dans sa dimension collective, c'est un réglage de la tolérance publique pour donner les possibilités aux minorités de s'organiser, et une pédagogie explicative en cas de désaccord entre les opinions majoritaires et minoritaires.

Dit autrement, la psychologie individuelle apprend à la personne à faire se cohabiter ses contradictions internes par ses tergiversations. On parle de conflit psychique mais ce n'est pas pour cela que la folie arrive. Et la psychologie politique de groupe apprend à mener des délibérations pour faire cohabiter une majorité et une minorité en acceptant que chaque partie puisse être fidèle à ses idées et partager des synthèses : ne pas être d'accord, ne signifie pas être contre. Il peut exister des crises d'amour-propre, de croissance, des révoltes de classes ou des heurts à la marge mais ce n'est pas pour cela que les révolutions sont permanentes face à une réelle volonté de rester ensemble et de cohabiter. Plus cette maturité est rigide et grippée, plus vont ressortir les violences qui mettent en danger de sa structure. L'unanimité est une pure vision idéale de la pureté du politique. Le consensus est un consentement, une marque de maturité et pas un renoncement. Et cette maturité vient avec les expériences historiques.

1516-2016 : 500 ans de « Paix perpétuelle » entre la France et la Suisse après la Bataille de Marignan (1515). 1517-2017 : 500 ans de la Réforme Protestante à partir des « *95 thèses contre les indulgences* » par Martin Luther pour le dialogue entre les catholiques et les protestants. Cet exemple montre que l'histoire peut apporter un miroir externe (pays contre pays : France *versus* Suisse) et un miroir interne dans les croyances intimes (catholiques *versus* protestants) pour assurer un avenir partagé.

« *La maturité politique* », ce n'est pas de tout savoir, ni de penser que le politique est une activité rationnelle. Cela se joue dans la reconnaissance des marges de la tolérance publique et dans la capacité individuelle aux synthèses, au compromis sans compromission. La tolérance politique n'est pas une marque de faiblesse ou de facilités. Sur ce chemin, la maturité politique est une qualité qui légitime le sens stable donné à une quantité rassemblée, le « Grand Nombre » a *probablement* raison. Par cette maturité et même si la position est d'être contre le Grand nombre, la minorité est respectée et respectable. Et à l'échelle de l'individu : c'est le Nous majoritaire intégré dans le Je qui influence la psychologie du narcissisme intime. La notion de « Grand Nombre » ne découle pas de « la Raison du plus fort ». Une santé globale ne laisse personne sur le bord de la route.

Mais en affirmant sa raison, la majorité a-t-elle toujours toute la raison avec elle ? A un moment surgit la raison éthique comme un impératif absolu, même et surtout devant les raisons dites d'Etat.

> « Le meurtre d'une personne est appelé injustice ; le criminel encourt la peine de mort ; le meurtre de dix personnes doit être dix fois plus injuste ; il vaut dix peines de mort ; le meurtre de cent personnes doit être cent fois plus injuste ; il vaut cent peines de mort [...]. Mais lorsque, comble d'injustice, on attaque les Etats [...] c'est à qui applaudir et parle de justice. » Mozi (Maître Mo ou Mo Tseu) entre 5e et 3e siècle avant J.C.

Le « Grand Nombre » est un concept stable parce que c'est une abstraction culturelle et quasi ontologique d'une vie dont le groupe est une entité. Dans sa composition, ce sont les éléments dont l'agrégation construit par addition le Grand Nombre numérique ; ils varient en proportion et en détermination et le rapport de chaque corps privé au corps social collectif est un rapport de discipline éclairée et de consentement mais cela ne veut pas dire que l'éthique y soit encore. Il peut y avoir des adhésions au « Grand Nombre » par opportunité et par idéologie. Il y a ensuite le « Grand Nombre » majoritaire numériquement par coagulation à chaque élection sur un programme, sur des promesses ou à partir des répulsions. On parle de pensée majoritaire qui peut coïncider avec la pensée dominante courante de la société civile. À côté, il peut y avoir le « Grand Nombre » statistique de la sociologie ou des sondages selon une situation, une idée : c'est l'opinion publique. Il y a le « Grand Nombre » des réseaux sociaux agrégé spontanément.

Pour une psychologie politique, le « Grand Nombre » est une agrégation de pensées dans une même catégorie de pensées (assez) permanente pendant un certain temps : une quantité de personnes associée à une qualité de points de vue de façon stable. L'on est d'accord pour un programme de santé. Et nous avons la notion de « *conformisme* » qui est un état d'esprit de corps collectif nommé – la masse au sens commun – sans l'associer à un conservatisme ou à un légalisme d'une « zone de confort ». Là non plus, cela ne veut pas dire que l'éthique y est entièrement, et l'on connaît les manipulations de l'opinion publique. Ainsi, par postulat, le conformisme – le reflet du Grand nombre – porte la légalité, la légitimité et la crédibilité avec lui : le citoyen conformiste et anonyme, se sent en sécurité. Il est en bonne santé politique, respecté et estimable.

Et ainsi, la « versatilité » du peuple ou de l'opinion peut être considérée comme un baromètre de la vitalité citoyenne et de la centralité du Grand Nombre. Le conformisme politique assure un degré de crédibilité de la pensée collective (et de l'idéologie dominante) de sorte que le quidam peut assimiler la crédibilité et la crédulité et s'empêcher de penser. Un conformisme planifié l'empêcherait davantage en lui offrant une société radieuse, organisée et anticipant tout depuis la généralité jusqu'aux détails, depuis la Constitution jusqu'aux lois et décrets d'application. C'était le rêve romantique soviétique du Père conduisant le peuple vers le bien-être commun et radieux. Et ce serait la trajectoire idéale du Grand nombre regroupant tous les citoyens conformistes légitimistes et modèles qui seront autorisés à dénoncer le concitoyen qui n'obéit pas à cette déclinaison pour « bonifier » la société. Et un Grand Nombre obéissant à une idéologie aime bien se rassurer d'avoir raison ; une unanimité la rassurerait.

La santé du politique aura comme ambition, la maturité politique d'une foule, d'une population ; celle des hommes, est d'atteindre la maturité. Rien ne s'est fait en un jour, ni en une seule fois, ni tout seul.

Chaque moment de la vie collective apporte ses réalités soumises aux règles d'interprétation souples et à la plasticité psycho-politiques. L'homme a besoin de créer du sens, d'inventer ses actes : plus il est dans le concret, plus il s'organise, et plus son esprit trouve à faire. L'homme est vivant par la nouveauté et l'activité. Et cette maturité sera plastique. Le contenu du « Grand nombre » se dilue dans l'humain à mesure de la prise en compte de la crédibilité individuelle par le groupe. Cela fait la grandeur du citoyen protégé par la citoyenneté. Son éthique émotionnelle se partage avec une éthique du résultat : se sentir bien. La société de droit est rigoureuse mais pas rigide ; elle intègre la tolérance de la société civile bien vivante, et fabrique de la jurisprudence : c'est cet esprit démocrate qui assure le progrès en innovation avec les possibilités d'interpréter les lois et de faire varier l'opinion du Grand Nombre. Sans cette souplesse, le démocratique craint le désordre et verse dans l'autoritarisme. Connaître cette possibilité, c'est faire preuve de maturité politique qui assure le respect des limites du possible. C'est pourquoi ce principe d'autorité du « Grand Nombre » doit être mis en balance, être renouvelé pour être réinterprété, puis revalidé pour retrouver une légitimité nouvelle. Ce cycle est sacré : en permettant d'être réinterrogé par la *vox populi*, le principe démocratique devient un principe sacré. Le sacré républicain se renouvelle humainement, pas le sacré religieux. C'est peut-être angoissant mais régénérateur. C'est pourquoi, l'on « fabrique » un chef de gouvernance à qui le corps social impose des procédures et des échéances : le chef s'inquiète de l'avenir à la place du peuple.

Faudra-t-il un chef pour conduire une santé globale ?

Il y a ainsi une conception mature du poste de chef. Un délégué légitimé par le vote est un chef pour la durée de son mandat ; il est la figure incarnée du principe souverain de la nation. Il bénéficie de l'immunité du sacré. Avant d'être un chef conduisant l'intérêt de toute la nation, il a été un chef de parti défendant l'intérêt de son groupe. L'irruption du « Grand

Nombre » provoque instantanément la transcendance métaphysique de l'élu. Le chef de ses partisans est métamorphosé en chef de tous avec un nouvel appareil de pouvoir. De ces bascules, l'idéologie pour une prise de pouvoir n'est plus la même, elle sera une idéologie de pouvoir. Parfois, l'effet régalien sur la pensée idéologique est étrange : la pensée bolchevique arrivée au pouvoir se met à craindre le peuple. En s'installant au pouvoir par concrétiser ses promesses, une idéologie a naturellement un désir secret de s'y maintenir dans la durée pour « terminer » son programme. À cause du caractère sacré du pouvoir, l'épreuve du temps est cruelle et un parti politique connaît des tentations monarchiques.

La promesse de santé et de bien-être

Une promesse est une projection d'avenir, un programme et un pari de confiance. Et une promesse électorale offre des choix ; elle fait prendre position et suggère une adhésion au « Grand nombre ». Avec une obligation de résultat entre le promettant et l'adhérent, l'on parlera de promesse honnête.

Une fois l'élection faite avec succès, il y a toujours une rectification à faire. Il y a un décalage entre l'idéal projeté de la promesse, et sa mise en œuvre dans la réalité pour tout le monde. Et comme personne ne peut prédire l'avenir, une promesse électorale est forcément idéologique. Il est donc question de la confiance projetée face à la vigilance de l'attente populaire. Comme la santé pour tous est une promesse que la collectivité entière fait à elle-même, « l'idéologie » du bien-être sera universelle, trans-partisane.

Dans le monde soviétique, la promesse collective d'un paradis sur terre pour tous avait tenu 70 ans avec les réussites normales, les performances sportives, Gagarine dans l'espace… Des générations entières ont été élevées avec et par cette promesse idéologique souvent dite sous la forme de slogans : leur bien-être était planifié selon les plans quinquennaux.

Entre une attente personnelle et les promesses électorales, le citoyen doit pouvoir choisir en confiance et en sécurité la meilleure proposition et croire en sa faisabilité pour voter en pleine connaissance de cause. Une fois le vote passé, la promesse pour un électorat sera corrigée pour devenir un programme pour tous idéalement. Le citoyen aura aussi changé ses espérances car ce qu'il pense pour lui et son groupe, devra l'être aussi pour tous les autres. Il y aura ainsi toujours de la déception qui n'est pas nécessairement une duperie ou un mensonge intentionnel.

Qu'en est-il des promesses de bien-être par la santé ?

En premier lieu. Si l'on arrive à penser la santé comme un bien public, l'on défendra l'idée de la santé pour tous avec neutralité. Si cette idée est un facteur de justice, alors et seulement alors, la santé compose les promesses électorales et entre comme une promesse politique de progrès social.

En second lieu, comment l'idéologie présente-t-elle le bien-être dans l'imaginaire collectif quand la réalité rattrapera toujours une promesse idéologique ? C'est donc par des déceptions (ou des manquements) que l'idéologie doit se montrer capable de justifier son action pour parfaire la « santé collective ». Il est plus difficile de mettre du bien-être sur du bien-être que dire les manquements pour paraître le meilleur. Aussi, une idéologie réussit mieux en promettant davantage de bien-être que faire ce qu'elle dit, une fois au pouvoir. Une promesse électorale dramatise le contexte et pose son idéologie comme le médecin sauveur du système de santé. Chaque nouveau gouvernement a ses réformes du système de santé.

Nous sommes ainsi à terrain découvert de la démagogie sous le feu de la passion de la foule. Par un mécanisme d'hyper-théâtralisation favorable à la mystification des promesses, l'on peut voir de l'hystérie collective par des chefs prédicateurs. Dans le discours des promesses, il y aura un mélange d'énoncés affirmatifs et de postulats idéologiques qui organise la certitude d'un meilleur avenir en suivant le chef. Il doit désigner un adversaire. Dans le registre noétique de la démagogie par la croyance et la conviction en des complots, la psychologie politique connaît aussi des constructions paranoïaques personnelles qui peuvent entrer en résonance avec des paranoïas collectives meurtrières, ethnocides. Et des dirigeants politiques paranoïaques existent sous couvert d'être des défenseurs d'idéologies de la pureté : une santé pure pour un peuple pur aux identités sans mélange (Par exemple Pol Pot et les Khmers Rouges au Cambodge).

Une santé globale englobe une santé pour tous et une santé selon le « Grand nombre » acquis par consensus où l'on voudra que le Grand nombre concerne tout le monde. Il y a un processus démocratique d'appropriation de la santé.

Le sentiment éprouvé du « Grand nombre » d'avoir < la santé = la sécurité > est un agrégat de sentiments de liberté, d'égalité et de fraternité, acquis de façon consensuelle et démocratique. Sa mise en pratique le met en regard de la conscience de la valeur et du coût consenti. Ainsi, la notion de « Grand nombre » s'accole avec un autre nombre fondé sur le profit, c'est le « Grand profit » qui n'est pas issu d'un déterminisme démocratique. Il prend sa place dans la trilogie < Liberté, Égalité, Fraternité > pour la rendre opérationnelle en liant ensemble la santé de la population à celle des entreprises. La santé de la société s'équilibre idéalement entre la santé des hommes comme une source de dépenses et la santé des entreprises, une source de recette. Dans cette comptabilité, c'est le travail qui produit la richesse. Et entre les trois termes de liberté, d'égalité et de fraternité, c'est la notion d'éthique du travail, et notamment l'éthique de la répartition des fruits de ce travail. Être en bonne santé, c'est profiter de la vie, c'est agir en profitant de la liberté, de l'égalité et de la fraternité.

Ce concept du « Grand nombre » s'est constitué à partir d'une majorité légitime. Il va ensuite s'entendre comme « c'est pour tout le monde ». Quelle place pour le thème de la santé ? Ou bien, inversement, pourquoi le « Grand nombre » a besoin-il de se légitimer davantage par le thème de la santé pour tous ? Il y aurait trois topologies.

Le premier état serait inévitable qu'il faille connaître pour la circonscrire. Les thèmes de santé sont toujours attirants, séduisants et la démagogie s'en approprie. Plus grande est l'angoisse dans la communauté, plus la démagogie et les fausses nouvelles s'y trouvent. Si être démagogue est une manière de se sentir plus libre de pensée en étant rebelle, cela reste dans des surenchères. Les événements pousseront à un moment à travailler les deux situations suivantes : le besoin d'une base stable, et le désir de l'améliorer à échéance à l'image d'un arbre de santé qui renouvelle périodiquement son feuillage.

La notion du « Grand nombre » s'est forgée concrètement à partir du nombre dit majoritaire issu d'une élection. Si chaque élection renouvelle la composition de sa majorité, cette notion demeure d'abord comme un concept permanent opérationnel. Puis elle devient une représentation abstraite ayant la valeur d'une généralité, souvent d'un bon sens acquis ou validé initialement par la majorité. Une majorité a plus de raisons d'avoir raison que d'avoir tort en temps normal.

Ainsi, et après la démagogie, nous assistons périodiquement par le concept de « Grand nombre » au débat dont la configuration est une majorité *versus* une minorité. Et par extension, celui du thème de santé selon la majorité *versus* selon la minorité, et toujours à cause de la comptabilité. Et *in fine* à un retour à l'idéologisation des thèmes de santé comme un moyen de conquérir le pouvoir. Cette condensation n'a plus cours dans son intégralité brute bien que les idéologies soient toujours tentées en vain d'en user et d'avoir la main mise sur la santé et l'aspiration au bien-être de la population.

La santé globale échappe à l'emprise de l'idéologie car son pouvoir politique – le pouvoir médical – est d'un type particulier comme l'est la relation citoyenne soignant-soigné par une éthique spécifique. La santé globale concerne tout le monde ; elle est d'abord une valeur éthique et non financière. L'impact de la trilogie liberté-égalité-fraternité est d'un autre ordre avec l'éthique humaine et le pouvoir médical puisqu'ils assurent le sentiment de sécurité. De cette manière-là, le « Grand nombre » – ici, cela veut dire les gens en général – accepte une conception universelle sur la santé et son système de soin comme un bien collectif, un bien moral et un bien matériel. Cela dépasse de loin le champ idéologique. C'est une pensée collective pour un besoin collectif : la santé est trans-idéologique. Et cela est possible maintenant parce que les personnes et le système arrivent à maturité. L'on sent et l'on sait le moment d'aller consulter un professionnel et où et quoi dire ? Il y a cette connaissance du dispositif et la reconnaissance de ses besoins. Le débat idéologique : santé selon la majorité *versus* santé selon la minorité, reste certes utile pour ne pas ankyloser la situation mais il sera subordonné à l'obligation de construire une santé pour tous. Si ce débat n'existait pas, il n'y aurait pas d'amélioration du système de santé voire pire. La situation conduira à plus d'inégalité puis aux révoltes et aux crises morales parce que la santé a été considérée une œuvre « privée » de pouvoir. C'est la raison profonde de la déconstruction passionnelle du « Obamacare » par le président D. Trump.

Ainsi comment la trilogie liberté, égalité, fraternité contribue-t-elle à la santé globale ?

Je prends l'exemple des produits sanguins indispensables aux soins de certaines pathologies ou aux accidents. Actuellement deux courants de pensées traduisent deux éthiques différentes. Quel est le statut de ces produits ?

Par une première considération, le donneur est son producteur vendeur et il se rémunère par les bénéfices de ce secteur industriel en tant que tel. C'est issu du monde anglo-saxon. L'autre courant considère que les produits sanguins sont des produits biologiques de l'homme qui ne peut « se vendre ». Comme l'on ne vend pas ses organes. L'on parle du don désintéressé et du geste bénévole selon la tradition française. Le secteur industriel est non lucratif. Le don des produits sanguins marque la solidarité des bien-portants envers ceux qui en auront besoin. C'est une fraternité organisée sous l'égide du pouvoir public ; chaque citoyen a la liberté de le faire et il en recevra en cas de besoin de façon équitable statutairement comme un malade. Cet exemple sanitaire est un condensat éthique de la trilogie liberté, égalité, fraternité ; c'est l'essence du politique d'une santé globale comme c'est le cas des vaccinations des enfants. La santé globale dans cette éthique pour tous n'est pas (ou peu) bouleversée par les pressions idéologiques d'une politique partisane ; la santé comme un état de bien-être est un domaine autonome des idéologies qu'elle concourt à les rendre aussi humaines et réalistes que possible.

Si une santé globale pour tous suit sa définition du bien-être, les sentiments sains et les connaissances positives pourront opter pour une perspective constructive de la liberté, de l'égalité et de la fraternité. Il s'agit de partir de la réalité (ici, la santé) comme elle se présente sans oublier ce qu'elle sera par rapport à un idéal (ici, le bien-être) même si c'est encore décevant. C'est une vue prospective optimiste. Ainsi, les contraintes, les inégalités, les renoncements sont des constats de départ de la santé globale. Il n'y a pas de fatalité. La pratique de santé globale consisterait à réduire cette souffrance en bonifiant la pratique de la liberté, l'égalité et la fraternité mises ensemble. Cette bonification ne se résume pas aux seules luttes contre les contraintes, les inégalités, les égoïsmes sans se préparer à l'après. La santé pour tous n'est pas une chose donnée.

La stratégie de la santé globale offre ainsi deux étapes. Appliquer une réponse à la souffrance au risque d'entretenir la souffrance comme une « identité » puis la neutraliser et créer une situation nouvelle en reconsidérant une perspective d'un bien-être à vivre grâce à une éthique de bien faire les choses. La santé globale est participative, ce qui permet aux citoyens matures de connaître les limites.

La santé, la conscience, l'éthique

Cette partie développe des pistes ouvertes dans « *Conscience éthique et Esprit démocrate. Essai sur l'harmonie et la politique* » (Paris, L'Harmattan, 2009) et « *Le réfugié climatique. Un défi politique et sanitaire* » (Paris, L'Harmattan, 2014).

Deux événements majeurs ont marqué le début du XXIe siècle. La conscience des effets visibles d'un changement climatique annoncé depuis 20 ans et l'ampleur brutale de la pandémie du Covid-19 en 2020 avec ses graves conséquences encore inconnues. L'humanité souffre, sa maison est fragile et elle découvre ses outrecuidances économiques d'une civilisation prétentieuse. De ces deux événements et pour d'autres, la planète est malade par la faute de l'homme : il doit, pour un traitement, changer son point de vue pour changer radicalement ses comportements. C'est décider pour une autre santé. Il faut réfléchir, prendre de la hauteur, donner une consistance et trouver ensemble la bonne forme à une santé globale. Foncièrement et pour régler cette question de responsabilité, il faudra commencer au niveau éthique d'une nouvelle conscience.

La santé humaine est bio-psycho-sociale. Dans sa composante environnementale, la santé de la personne colle à celle de son milieu social, et toutes deux tiennent de la bonne articulation de la trilogie liberté, égalité, fraternité dans la vie privée et publique. Personne, ni aucune société civile ne supporte longtemps d'être « malade » de la contrainte, de l'inégalité, de la sauvagerie.

Quand la maladie est un accident d'un parcours de vie de la personne et quand le conflit social est un accident de parcours d'une communauté hétérogène, la médecine – au sens large – est bien là pour soigner ces accidents de parcours à des niveaux différents mais elle fait plus que cela maintenant. Et dans la direction du bien-être, elle devient globale. Ce n'est plus un slogan. La santé globale intègre la médecine praticienne dans le champ de l'environnement, de la planète, de l'humanité. C'est une ambition réaliste. Cela commence par connaître la réalité, améliorer la quotidienneté pour rendre chaque lendemain meilleur que la veille. Elle est globale parce qu'elle a beaucoup appris de la médecine praticienne, pour parler ensuite de la santé de chaque personne et de tous. Maintenant, elle propose une médecine globale à une humanité fragilisée. Son stéthoscope, ses scalpels s'appellent le politique avec ses appareils de gouvernance. Le traitement à inventer devra être universel.

Pour vivre ensemble, il faut une éthique. Pour vivre ensemble longtemps, il faut un esprit démocrate du respect mutuel des différences. Et pour vivre ensemble sans se nuire, il faut une conscience et une éthique universelles de l'espèce. Ce sont des signes de bonne santé. Et aujourd'hui, l'espèce est menacée mais sans autre responsable que l'homme lui-même d'avoir abîmé son environnement. L'avenir vers le bien-être tient à la bonification sans fin de soi et de l'environnement ; la santé bio-psycho-sociale se soigne par une conscience sociale et éthique. C'est la base de cette médecine globale. Son point faible est d'être instrumentalisé ou rabaissé par l'idéologie ou par la marchandisation de l'homme.

--- oo ---

Le démocrate vit parfois une posture paradoxale. C'est un écart entre son idéal démocratique pur et une réalité politique hétérogène. C'est le fait qu'une majoritaire peut lui dire d'obéir sans rien dire. Heureusement, ce paradoxe se dilue dans l'éthique sociale d'un code de citoyenneté, pas dans la fracture du légal par le légitime.

Une éthique souple justifie une adaptation grâce à deux formes de conscience. La conscience du tempo est le savoir attendre : le légal est appelé à durer et le légitime est renouvelé. Ensemble, ils valident l'éthique des codes de la bonne conduite. L'adaptation, c'est la certitude que le lendemain sera meilleur que la veille ayant en vue, le bien-être. Ensuite s'élabore la conscience du sacré grâce à un feed-back du légitime sur le légal qui sacralise la loi humaine. Ces deux formes de conscience servent de miroir au narcissisme qui reçoit un certificat de confiance et de fidélité selon l'expression « l'on aime l'autre comme soi-même » (« *Thương người như thể thương thân* ») dans le *Bình ngô đại cáo* de Nguyễn Trãi (1380-1442), un chef-d'œuvre vietnamien reconnu patrimoine de l'humanité par l'UNESCO.

> Ce texte d'éducation sociale synthétise la morale confucéenne et l'humanisme bouddhiste. Cette phrase fameuse est dans un chapitre sur la formation de l'humain. L'effet de miroir crée l'altérité, et l'altruisme limite l'égocentrisme narcissique. La

> conscience de l’autre s’apprend par la réciprocité des pensées vertueuses. L’enseignement bouddhiste offre cette proposition : l’objet d’une relation passe par le statut nommé de l’alter ego – cela va de soi – mais c’est surtout par l’altruisme qui est le plaisir d’être avec l’autre. L’altruisme tient du désir éthique qui est la réponse et aussi la raison du détachement et du lâcher-prise des désirs narcissiques de s’approprier l’autre pour soi (i.e. l’avidité et la cupidité à l’origine de la violence). Le vrai altruisme n’est pas intéressé alors qu’il n’y aurait que cela avec un alter ego nommé. Dit d’une autre façon plus large, un esprit démocrate pur est altruiste, et il n’a pas d’ennemi. Sa conscience éthique du vrai, du juste et surtout du sacré le rend respectable et légitime d’exprimer ce qu’il est. Car dès son l’origine, la vie est sacrée, indestructible. La santé également.

Je considère la trilogie < Liberté-Égalité-Fraternité > de la Révolution française de 1789 comme un cadre symbolique inédit pour donner à la citoyenneté, son éthique. Fraternité : l’on ne peut tuer son frère qui partage avec soi les mêmes origines et les mêmes droits. Égalité : l’on considère les hommes différents mais égaux en pouvoirs. Liberté : la fraternité et l’égalité sont les conditions de la liberté personnelle. Ce n’est pas une liberté sauvage que l’on confondrait avec l’émancipation : l’on vit une civilisation organisée par la légalité et la légitimité. Cette trilogie est devenue universelle par son contenu ; elle structure l’éthique sociale, l’esprit démocrate et la conscience universelle. Aussi, je considère que cette trilogie est la physiologie d’une santé sociale.

Ces trois termes se tiennent nécessairement ensemble comme un bouquet conceptuel pour définir une culture de la citoyenneté. Ce cadre mental indique une trajectoire de progrès : la citoyenneté est une abstraction idéale, pure et accessible à tous comme une pensée de bien-être. Elle permet de soutenir la réalité pour l'améliorer quand personne n'est jamais totalement libre, ni jamais totalement égal et fraternel avec tout le monde. Puis cette trilogie construit le cadre du bien public qu'elle soumet aux différentes théories sur l'avenir que sont les idéologies. Pouvoir faire un choix de vie et de société, c'est choisir le bien-être selon son bon goût. Ensuite, le cadre institutionnel des cinq appareils (déjà en place) apporte les instruments de ce choix pour un contrat de santé. Ces cadrages précisent les conditions de la citoyenneté et chaque citoyen interprète cette trilogie pour construire ses idéaux absolus (ses utopies) et développer son imaginaire (ses rêves). C'est ce mouvement grâce à l'altérité et guidé par cette trilogie que le citoyen s'approprie son bien-être. La bonne santé, c'est faire une « carrière citoyenne », d'être bien dans sa peau de citoyen, dans son état civil. Aucune personne ne peut être toujours en état de lutte et il n'y a pas de conflit psychique permanent dans la tête même si la société va de conflit en conflit comme des nœuds à défaire.

Prendre conscience de sa conscience éthique et de son esprit démocrate, c'est de savoir que la citoyenneté n'est pas reçue à la naissance comme une « vertu innée ». C'est prendre conscience qu'une santé globale-là, a été acquise pour déployer le bouquet liberté-égalité-fraternité.

Dès l'enfance, la perception de l'extérieur puis des autres – l'ébauche de l'altérité – structure la personnalité à partir de l'intime. S'organisent progressivement les rapports sociaux selon un ordre bienveillant reçu et sur le retour des choses et des sentiments comme des marques de reconnaissance et de considération. La pleine conscience de ce mécanisme de réciprocité sera progressive avec la maturité de la personnalité et l'élargissement des espaces sociaux. Le champ d'action s'élargit, devient plus abstrait voire plus grandiose. Au départ, le Moi-Je met en place l'Alter ego dans un processus classique d'identification selon une clinique de la personne. Passée cette étape, le Moi-Je et le Nous-les autres identifient ensemble la citoyenneté comme un statut commun qui prendra une position centrale neutre pour l'épanouissement de son être intime. Les enfants et les parents auront des statuts égaux. C'est une phase carrefour. Ou bien l'altérité met cet autre en situation de rivalité, de lutte et de conflit (ami *versus* ennemi), ou bien la concitoyenneté va créer une opportunité d'alliance (partenaire *cum* collaborateur). La position de départ de la personne vis-à-vis d'autrui est ainsi *a priori* neutre. Si elle fait alliance, elle choisit son groupe. À quelques nuances près, elle peut choisir d'adhérer à la fonction symbolique du « Grand Nombre ». Dit autrement, l'altérité reflète la posture politique pour une éthique de bâtir ensemble le futur. L'on est dans une dynamique de bonification à partir de la différence et non en commençant par son rejet.

Cette éthique d'agir ensemble amène au choix de stratégie du « Grand nombre », c'est-à-dire comment faire de la santé pour tous mais avec qui ? Ou bien c'est une pulsion de détricotage pour refaire du neuf (faire table rase), ou bien c'est une pulsion de réparation pour améliorer l'ancien (la réparation), ou bien, prendre une position d'attente (le conformisme). L'altérité – une pulsion de l'appareil psychique – pousse à cette éthique de bonification. C'est désormais le Nous introjecté qui s'est métamorphosé en un « Nous qui est dans l'intérêt du Je ». Il y a une synthèse mentale entre le dedans et le dehors, un équilibre entre la santé dedans et la santé dehors. L'Ego résultant est le Moi social, adapté et souple ; il sait qu'il est dorénavant à égalité avec son Alter ego, qu'il est libre de le nommer. C'est la fabrique de l'égalité étayée par la concitoyenneté qui s'est armée de cette nouvelle éthique. La politesse, le maintien social, le protocole, etc. sont des manifestations du respect mutuel et non des marques de soumission ou de docilité. La déontologie citoyenne s'appelle le civisme, c'est la santé éthique d'un esprit démocrate.

Le citoyen en bonne santé

Cette maturité porte une deuxième dimension politique : les dispositions au respect et à la considération des priorités et des hiérarchies. Une conscience éthique mutuelle est nécessaire pour identifier le bien, le mal, l'agréable, l'inadmissible, ce qui fait loi, ce qui est à la marge.

La première étape est un constat des lieux ; l'instrument de ce constat s'apprend par l'éducation comme une source de bonne santé. Elle prépare « l'opération mentale » de bonifier la réalité et non d'apprendre à être un chef pour savoir sanctionner. Personne n'aime être malade et tout le monde améliore sa situation : l'éducation apprend à changer son point de vue plutôt que de se culpabiliser d'une situation existante. C'est l'éthique de la perfectibilité. On se lève le matin avec ses meilleures résolutions et l'on se couche le soir avec un examen de conscience des choses faites de la journée pour les améliorer le lendemain.

Ainsi LA politique est une pratique qui sépare dans l'altérité, l'ami, l'utile et l'agréable, et LE politique est son principe supérieur d'organisation générale pour que tous sans exception atteignent un degré d'harmonie de vie et que chacun puisse avoir « du bien-être dedans et dehors » selon ce qu'il est et ce qu'il a. Il n'y aura plus que des partenaires d'un vivre ensemble.

L'opposable à la santé, ce n'est pas uniquement la maladie mais d'abord les obstacles à la citoyenneté et nos obstacles personnels au bien-être. Cela rejoint en psychologie politique, le projet éthique que tout citoyen a accès au bien-être. Ainsi, par l'idéal des hommes égaux, chaque citoyen est éligible et électeur, et cela signifie que la réciprocité est une règle de confiance en un esprit démocrate universel. Grâce à cet idéal comme un rêve éveillé, la conscience éthique et l'esprit démocrate confèrent à la citoyenneté une force de santé morale par la notion collective de civisme et individuelle de civilité et de politesse. Tout banalement, c'est se sentir en droit de faire pour soi et c'est la courtoisie et la correction entre pairs. L'on lutte contre la peur de l'échec personnelle et la peur d'une répression illégitime pour garder la santé citoyenne.

Or les hommes vivent et partagent un environnement en mouvement, hétéroclite et cloisonné regroupant des hommes d'opinions et selon leurs maturités politiques décalées, avec des signes de richesse et des codes de maintiens différents. L'on ne parle jamais des signes extérieurs de pauvreté. Le fonctionnement sociétal en castes et en clans est implicite. C'est ainsi qu'au point de vue de la psychologie politique, le combat politique est fondamentalement une lutte pour donner plus de vertu aux choses et non pour battre des gens ou abattre des catégories sociales créant ainsi de la haine, de la cruauté et un esprit revanchard. Une éthique publique faite pour seulement culpabiliser, punir et sanctionner, est en réalité une éthique idéologique qui légitime sa puissance comme une norme. C'était l'éthique soviétique de l'homme nouveau stakhanoviste selon la génétique prolétarienne. Les opposants attentent à la vertu socialiste ; aux faibles et aux paresseux, il faut « laver » leur cerveau.

Nous postulons que portés par cette conscience éthique et un esprit démocrate, les hommes s'améliorent pour plus de vertu en partant de deux points.

D'abord considérer leur condition humaine comme une position de neutralité – un fait existentialiste – et ensuite être vigilant par rapport aux projections liées au déni, au déplaisir, au refoulement voire à la négation de leur situation. Bref, considérer le présent complexe et compliqué avec une bienveillance de soi, sans (trop de) frustration, ni (trop de) récrimination. Se garder de désigner un bouc émissaire. Vivre ainsi en bonne santé mentale, c'est considérer chaque point de départ comme un legs de situation. L'homme est ce qu'il a et il a ce qu'il est : c'est le « ça, c'est ça » d'un constat d'entité, et non d'une résignation. C'est une équivalence entre l'Être et l'Avoir, entre le qualificatif et le quantitatif.

Ensuite, considérer la bonification comme une pulsion irrésistible, le progrès comme un gradient de différentiel qui anime un mouvement de bonification. Le résultat est un surcroît reçu (ou une grâce selon ses convictions théistes). Éviter de raisonner en termes affaiblis de manque pour favoriser l'idée forte du surcroît comme un ajout. Vouloir vivre mieux et mieux vivre, c'est une vertu et un sentiment positif : une chose aujourd'hui bonne sera meilleure demain grâce aux désirs éthiques et altruistes. Cette dynamique n'est ni une « réparation » du passé, ni un comblement de la frustration.

Le bien-être est une ambition de bonne santé. Et l'humain aura toujours le désir d'aller mieux, de mieux faire pour mieux vivre. La notion de confort est moderne, porteuse de sécurité : le confort économique est à la source du confort matériel qui va avec le confort psychologique. C'est mieux d'être mensualisé que d'être journalier. L'on est tous concitoyens mais chaque citoyen aspire à faire carrière pour une vie meilleure, c'est-à-dire être surclassé, se surpasser, mériter sa vie et transmettre. Le parcours politique tient d'un narcissisme mature ; il installe le désir éthique et altruiste pour le plaisir de donner, de recevoir et de faire le bien. C'est être bien en faisant bien les choses. Ainsi, en convertissant la santé en force de travail, un capital humain reconnu et justement rétribué est un capital financier. Ce désir éthique et altruiste est moteur à ce palier. Malheureusement, cela reste trop souvent un désir d'argent parce que le bien-être est à son niveau le plus bas.

Du coup, la personne reste liée à ses objectifs, aux choses, aux résultats de ses attentes et donc à des concepts qui la gouvernent et qu'elle a produits aussi : cette personne se fait elle-même son instrument de production et subrepticement, elle érige son propre enfermement.

Un autre niveau psycho-politique se dessine au-delà de cette stratégie du bien-être. L'on parle de l'épanouissement de soi au-delà du plaisir de posséder la chose désirée : le désir éthique et altruiste finalisé de premier niveau s'échappe de ce plaisir trivial et se transcende en un désir éthique et altruiste désintéressé. Le détachement et le lâcher-prise des choses s'annoncent comme une démarche de liberté. Être encore plus libre. L'éthique n'est plus finalisée comme une règle de conduite et un mode d'emploi utilitaire ; elle est « authentique », neutre – et universelle – pour écrire la valeur générale de réciprocité de ses « utilisateurs ». L'altruisme ne peut être alors que générosité et désintéressement. Il échappe à l'économique. L'éthique et le don sont proches. L'existence n'est plus encerclée par des calculs d'objectifs avec des moralités dites éthiques, et une autre approche de l'éthique sera à mener. Cela ne veut pas dire que l'on se désintéresse du résultat de nos actes, ni qu'il n'y a pas de finalités qui motivent l'éthique et l'altruisme. Le désir éthique et altruiste désintéressé signifie que l'homme est bon. Il vit et agit pour le bien : les résultats apparaîtront de surcroît et en général, pas toujours comme il s'attendait car ce n'était pas dans ses intentions, ni dans ses calculs. Il n'aura que de bonnes surprises. L'homme ne recherche pas des remerciements à ce qu'il fait mais s'il les reçoit, il l'accueillera volontiers avec plaisir. Le médecin ne soigne pas pour recevoir des remerciements. L'homme bon en pensées réalise son humanité en acte d'être quelqu'un de vrai : il fait en faisant et se bonifie en faisant. Et il aura une meilleure image de lui et de sa vie. Ainsi le citoyen éthique et démocrate améliore l'image de sa concitoyenneté : il est fraternel, il aime l'équité et il est libre d'action. Il est un bénévole anonyme de la société, le héros sans nom du quotidien. Et il est raisonnable et convenable.

Il faudrait pour comprendre la psychologie politique interne du désir éthique et altruiste désintéressé, approfondir le sens de ce que signifient l'éthique et l'altruisme comme des objets même de ce désir sauf de dire que l'homme est bon et qu'il fait le bien pour le bien. Tous les hommes politiques disent qu'ils œuvrent pour le bien de tous.

D'une première acception, le désir éthique et altruiste signifie de faire le bien pour autrui. Parfois il existe une finalité inconsciente de rachat, de compensation ou un besoin d'affection et de reconnaissance. Cette démarche légitime peut aussi être charitable et miséricordieuse au niveau individuel ou interpersonnel. À une dimension collective, l'on peut s'interroger sur la notion du non-profit, c'est-à-dire l'absence d'enrichissement à caractère commercial. Puis, vient la signification de faire le bien pour le bien et cela fait du bien de le faire à partir d'une bonne image de soi. On parle de don et cela commence par le don de soi-même. Cette signification ne semble pas s'appliquer entre une collectivité et un individu sauf dans des circonstances exceptionnelles par le dévouement, la générosité, le sacrifice.

Je tiens l'expression « le désir éthique et altruisme désintéressé » de l'enseignement bouddhique. C'est justement ce caractère désintéressé qui permet d'imaginer ensemble le bien-être pour tous alors que les hommes sont différents. Cet enseignement considère le désir de désirer (qui fait la pulsion de vitalité) comme la pulsion à l'origine du désir ciblant qui passe à un désir d'objet pour le concrétiser (alors l'objet du désir donnera du plaisir). Si l'on prend la santé pour tous pour atteindre le bien-être comme un objectif à atteindre, alors l'on sera sans cesse à courir après les objets et les situations de santé. Certes, il faut contribuer à cela mais ce ne sont pas des buts en soi d'apporter la santé pour tous et de ne rien faire avec cela.

Aussi et suivant ce désir éthique et altruiste finalisé puis désintéressé, l'on acceptera que la santé pour tous a une portée générale pour concrétiser une pensée de bien-être à la communauté entière et fraternelle. Alors, la santé pour tous, c'est un état où l'éthique altruiste assurerait une fonction organisatrice et politique dans la vie de la personne et de la cité. Donner son sang, c'est un acte pour la santé de tous. L'on dira que ce désir est désintéressé car les bons effets – le bien-être – viendront de surcroît, qu'il ne faudra pas les planifier et il est encore moins possible de les anticiper pour vouloir les réaliser. En termes opérationnels, le désir éthique et altruiste désintéressé, c'est faire, et de le faire, c'est être en bien. Aussi l'objet même de ce désir, c'est d'avoir la vitalité pour mener une vie en bien et de mettre en œuvre l'altruisme autour de soi parce que l'éthique et l'altruisme sont les moteurs du Bien. C'est donc un désir vertueux qui correspond à l'idée générale qu'il faille sans cesse améliorer la vertu des choses. Le désir vertueux rend les choses et les événements vertueux.

En termes de stratégie psychopolitique, la marque de liberté, c'est de lâcher-prise et de se détacher de l'emprise des objets mentaux (la peur de la maladie) qui encombrent notre fonctionnement quotidien et nos représentations du bien-être. C'est donc notre premier défi. En regardant la réalité par rapport à ces perspectives idéales, nous relevons nos plaintes et dirons que la vie est un enfer contre le bien-être. On se raffolera de nos faits-divers malheureux et des anecdotes croustillantes des vedettes. Il faudrait par un détachement altruiste, considérer ce qui est tel qu'il est dans le concret. Chaque quotidien est compliqué parce que nous sommes plusieurs et c'est comme cela que le quotidien de chacun écorne la vertu des idéaux que nous voulons voir et avoir ensemble. À chacun, sa construction du bien-être. Le désir éthique et altruiste est un thème d'amour de la vie. Le désir de bonification est un désir politique de progrès et commencer par un altruisme réaliste d'être raisonnable et convenable est un principe de réalité pour vivre ensemble.

De la santé des mots pour vivre ensemble

Cette partie est inspirée du livre « *La citoyenneté et la construction du vivre ensemble. Psychologie politique du raisonnable et du convenable* » Paris, L'Harmattan, 2015.

J'observe empiriquement que l'on vit civilement ensemble de façon durable et apaisée en étant (suffisamment) raisonnable de l'intérieur et (suffisamment) convenable avec les autres. C'est la notion du bon voisinage. Cela serait les conditions nécessaires et suffisantes de « pouvoir être » et de « devoir être » au regard d'une « citoyenneté standard ». La personne n'est pas un citoyen normotypé, modélisé parce que le chemin inverse est possible. Elle crée volontairement ou inconsciemment son progrès personnel dont les conditions de la citoyenneté lui ont donné les instruments (l'école par exemple). Elle se rapproche des autres concitoyens pour se projeter dans un bien-être en commun. C'est ainsi que se forment par exemple des associations et les communautés, l'on y est raisonnable et convenable ensemble.

La dynamique de l'identité sociale est un gradient entre les normes personnelles et le modèle culturel d'être utile à la collectivité et de se faire plaisir ; la personne devient un citoyen. C'est l'éducation, l'histoire et la culture politiques appliquées sur les personnes « réelles » dès leur jeune âge, que le « *citoyen* » se fera jour à son âge de maturité. Dans ces conditions, la citoyenneté ne se décrète pas pour imposer un modèle abstrait de comportements civils et civiques aux personnes. Le vivre ensemble n'est pas une obligation mais l'on ne s'y soustrait pas, c'est fondamentalement un impératif au consentement qui pose le raisonnable et le convenable comme un consensus. Chez l'étranger « naturalisé », le processus sera différent de l'ordre de l'adoption adaptation.

Si la vie était un enfer et la société, un champ ininterrompu de luttes (en préparation), les hommes se seraient entretués déjà et il n'en restera que les meilleurs, les plus vaillants ou les plus féroces. Cela ne semble pas (encore ?) être le cas bien qu'aujourd'hui, l'on observe sans (trop) réagir la disparition d'espèces vivants (animales, végétales). Il y a urgence d'une nouvelle conscience du monde et des peuples d'eux-mêmes. Il est incontestable qu'avec le réchauffement climatique, une des conséquences démographiques à grande échelle est la migration. Et chaque migrant a une idée ou son expérience de la citoyenneté. Et pour clore son statut de migrant, il veut redevenir citoyen et être un nouveau citoyen d'un nouveau pays pour lui. La pandémie de Covid-19 de 2020 rappelle cette urgence.

J'observe ensuite l'histoire commune des communautés. Il existe une aspiration au bien-être mais aussi des luttes d'intérêts entre les personnes, les classes sociales et des guerres entre les pays et les peuples. Concevoir ces phénomènes comme des cycles « naturels » dont la finalité non dite serait l'élimination de certains, n'est moralement pas acceptable. Parce qu'il y aura un plus fort que soi. Cette observation traduit à première vue des rivalités de territoire et d'influence et aussi des tensions démographiques, identitaires, économiques et financières déséquilibrées. Le dénominateur commun multiple est la sécurité de l'existence sur un territoire (y compris le territoire mental) animant des sentiments mélangés défensifs et agressifs.

Aussi, l'idée du progrès commun en partage pourrait devenir une nécessité. De même, l'idée de la mixité et du choix de priorité. Dans la cosmologie générale de l'hindouisme, la vitalité se traduit par le cycle Shiva et Vishnu : déconstruction et construction. Selon la philosophie taoïste chinoise, le chemin du progrès se fait par des cycles d'accumulation et de synthèse des connaissances et de sagesse ; le progrès n'est pas linéaire et il sera sans fin. Déconstruction ne veut pas dire destruction. Il y a ainsi d'autres manières de voir le mouvement. Ces considérations culturelles expliquent un ordre hiérarchique entre le collectif et l'individuel, le macrocosme sur le microcosme, le « Grand Nombre » par rapport au Petit Nombre, le grand âge par rapport aux jeunes… Le respect de cet ordre indique-t-il un rapport politique d'inégalité ? Il faudrait plutôt les concevoir comme des entités complémentaires dialectiquement ordonnées dans un mouvement temporel de changement par rapport à une inertie. Le collectif change plus lentement que l'individuel, le macrocosme est plus immuable que le microcosme, le « Grand nombre » plus enkysté que le Petit nombre, les anciens plus résistants au changement que les jeunes. Ainsi, le combat – s'il se présente – viendrait davantage de l'individuel, du microcosme, du Petit nombre, des jeunes gens qui veulent accélérer le mouvement. Aussi, aucun combat même légitime pour un changement, ne perdure face au besoin intime et prolongé de quiétude personnelle et de paix sociale. La finalité de ce mouvement plus que celle de ce combat, est l'innovation, c'est-à-dire le renouvellement de la vie et sa pérennité par la nouveauté et la multiplication des richesses. La procréation y est incluse. Donc guerre et paix et transmission, et non guerre ou paix. L'on transmet le raisonnable et le convenable – la sagesse – mais pas intentionnellement les outils de combat pour la barbarie.

Il n'y a jamais de lutte sans fin – la révolution permanente – bien que l'on garde une vigilance permanente de la situation pour se protéger et rectifier s'il le faut. Et aujourd'hui, s'ajoute une conscience universelle inédite que la planète est le territoire commun et aux ressources limitées et que l'humanité entière s'est mise en danger elle-même par une situation sans frontière. Les idéologies politiques mondialistes sont dépassées sur cette question : il n'y a plus d'ennemis. L'homme est devenu son propre prédateur à cause du réchauffement climatique. Il y a un besoin de santé globale. Nous sommes tous en danger, responsables et victimes de nous-mêmes. Tout le problème est dans la prise de conscience générale de ce danger qui aurait besoin d'inventer une pensée sanitaire transnationale survolant le « narcissisme national » des populations repliées d'abord sur le « chacun pour soi puis un système de santé « rien que pour nous ».

La mondialisation économique, financière et de l'Internet bouleverse la culture de l'enracinement dans ses besoins identitaires. Emerge en direct et sans intermédiaire, le binôme homme-planète avec une conscience globale qui interpelle l'action politique des temps futurs. D'un côté, naissent des identités fonctionnelles nouvelles. L'on consomme les produits étrangers parce qu'ils sont moins chers : l'étranger, c'est fait pour cela. D'un autre côté, ce binôme relie la citoyenneté méritante à une ethnie et à un territoire où l'étranger est interdit. Aussi, certaines idéologies vont profiter de ce clivage psychologique, et ficeler la conception de la citoyenneté à la santé d'un régime politique en agitant la peur du chaos. De ce binôme, le citoyen est quand même et malgré lui un membre de la mondialisation que gèrent les réseaux internationaux des géants des plates-formes d'information. Chaque habitant du globe a sa carte d'identité « nationale » et aussi son numéro « IP international » dès ses connexions. Au fin fond du Delta du Mékong, le touriste interroge Google et achète son billet d'avion. Cette opération commerciale ne profite pas au lieu de son opération. La personne n'a plus besoin d'un concitoyen pour débattre un sujet qu'elle le fait « hors-sol » sur les réseaux monde avec « n'importe qui » pas toujours mieux informé que lui. Aussi, aucune personne ne se réclame d'être un ennemi de la planète que pourtant, elle la détruit. L'identité de « citoyen du monde » prend une nouvelle résonance et dans sa nouvelle déclinaison, l'on ne trouve plus choquant qu'un personnage politique étranger commente les affaires internes d'un autre pays et qu'un quidam soit au courant d'un fait divers exceptionnel à l'autre bout de la planète mais pas chez lui. Une pomme de la Nouvelle Zélande est moins chère à Paris que celle récoltée des vergers de Provence par la grâce de la mondialisation. Puis tout à coup, surgit la pandémie du Covid-19. L'on se rend compte que la sécurité sanitaire nationale est dépendante entièrement du commerce international du bas coût des médicaments, des masques, des respirateurs…

Après avoir « trop » dédié ses identifications à la mondialisation, l'humanité repense ses limites, ses entités, et la personne l'intégrité de son corps physique et son corpus mental. La souveraineté « externe » de l'homme se voit dans le miroir de son environnement, et « l'interne » selon son inaliénation. Qui décide de quoi pour moi ? Qui croire ?

Il y a aujourd'hui, une méfiance vis-à-vis des idéologies. Si l'on voulait avoir un environnement futur propre, ce serait par une éthique {une planète propre = une humanité éthique}. Or, elle est aujourd'hui barrée à niveau par une confusion entre l'intégrité d'une pensée et la pureté de son objet. Ainsi, certaines idéologies usent de cette confusion pour placer leur gouvernance {un monde propre = un peuple pur} ; cela permet de désigner l'impureté comme une valeur de souillure puis de la personnifier en un ennemi ou un bouc émissaire responsable. Cette stratégie psycho-politique est une posture qui parfois s'étaye d'emprunts religieux venus en renfort par le sentiment d'entre soi pour une même délivrance : {un peuple propre = la religion pure = ce sera la salut}. Cela devient une idéologie du salut et de la libération ; la rationalité est détournée par une pseudo-logique sémantique. D'abord, une telle idéologie joue sur une chaîne associative de sens entre {une planète => un monde => une terre => un peuplement} pour dire le titre national de propriété d'une ethnie sur ses territoires historiques. Ensuite, ce type d'idéologies profite de la diversité de la population, des territoires et des cultures pour dire l'incompatibilité des peuples purs, puissants sur les autres populations. Cette psychologie politique sur un mode attraction-répulsion peut engendrer des sentiments de préjudice ou plus gravement des sentiments de persécution. Alors, les populations se sentent victimes et trouvent la guerre pour défendre ses identités. Pour ces idéologies, l'équation {une planète hétérogène = des mondes différents = le choc des peuples et des civilisations} se justifiera par le triomphe des efficients sur des faibles incapables. Du côté d'une religion messianique qui voudrait accaparer seule cette problématique, ce serait la lutte contre la saleté et la salissure du monde à l'identique de celle contre le diable, l'impur, l'infidèle, le mécréant. Du côté du politique, il y aura le héros ou le traître.

Voici les enjeux idéologiques d'un vivre ensemble mondialisé confrontés aux risques des idéologies déviantes ou délirantes. Le raisonnable et le convenable tiennent lieu de plan de rationalité du politique. Cela passe par la santé des mots.

En premier lieu, la fonction politique des mots. Le sémantique code le lien entre le mental et l'acte, le physique et le moral. C'est aussi entre le corpus physique – l'habitat, le territoire, le pays – et le corpus d'abstraction – la culture, la mentalité, l'idéologie –. L'éducation enseigne ce code comme dédoublé, à la fois un code de maintien et de libération. La personne utilise les deux codes pour ses relations privées et pour sa communication selon un item générique que tout le monde partage : c'est le vivre ensemble qu'en même temps, chacun est autorisé à le signifier à sa manière. Personne n'est contraint et tout le monde a son message personnel. La fonction vitale d'une société civile est que le citoyen puisse se rendre compte de cette psychologie politique du « tous ensemble et du chacun à sa manière ». C'est le paradoxe apparent de la République française d'être une et indivisible dans sa diversité culturelle. Ainsi, le mot est un signifiant politique rassembleur qui indique à l'homme qui pense, qui parle et qui agit d'exprimer selon lui un même principe idéal que son voisin. Ainsi, la loi du mot pur porte la loi du mot juste. Elle fonctionne comme une généralité pour bonifier la vertu publique du débat. Elle prolonge le principe originel de la pureté du nom patronymique comme celui du nom de pays pur et souverain peuplé de gens différents. La loi du mot pur et juste crée le juridique et supporte sa rectification par la jurisprudence. Le mot devient un mot d'ordre, comme le bien-être peut le devenir.

En deuxième lieu, la citoyenneté est un concept aujourd'hui universel. Je postule que dans l'histoire politique mondiale, il tient sa raison d'être du triptyque < Liberté, Égalité, Fraternité > inspiré par la Révolution française. Pour chaque terme, la personne crée un espace selon < le droit, le devoir, le pouvoir >. Une fois cet espace en fonction, il définit l'espace de la citoyenneté : la liberté, l'égalité, la fraternité exerçant respectivement chacune, son droit, son devoir et son pouvoir. La personne est tenue d'être responsable civilement. Et éthiquement, elle sait être raisonnable et convenable dans l'exercice de ses droits, de ses devoirs et de ses pouvoirs. Il s'agit donc pour la personne d'interpréter raisonnablement et convenablement l'exercice de la citoyenneté pour atteindre une autonomie de pensée grâce à un savoir-faire et un savoir-vivre. Dans la généralité et même si personne ne connaît toute la loi, l'adage « nul n'est censé ignorer la loi » est rassurant parce que chacun peut créer son espace de jurisprudence dans ses pensées, ses actes et ses jugements.

Grâce à cela, l'homme est citoyen. Son espace mental dispose d'instruments et d'une marge de manœuvre pour créer du bien-être qui ne soit pas un rêve utopique ou du romantisme social. Il a le sentiment concret d'être libre, égal et fraternel pour le faire sachant bien qu'aux « critères » de la citoyenneté qu'il ne l'est pas vraiment, ni jamais tout à fait. Mais il améliore ses idéaux et élargit son espace. Le citoyen raisonnable et convenable n'est pas aliéné et ce constat est une base qui le fera avancer et conquérir d'autres espaces mentaux. Chaque citoyen improvise sa citoyenneté qui n'est plus une norme imposée : il va faire sa carrière citoyenne d'une personne normale, étayée par une carrière professionnelle plus codifiée. Et il y aura normalement des moments conflictuels sur la route.

Le conflit psychique et social sur le chemin de la santé

Être raisonnable et convenable permet de partager le vivre-ensemble. Être rigoureux et sans complaisance est aussi nécessaire mais de l'être tout le temps, cela contrarie cette souplesse d'esprit. Cela ne signifie pas être résigné, c'est le portail d'un consensus collectif pour bonifier un vivre-ensemble. Il y aura une éthique empirique de la cohabitation sociale qui relève le niveau d'une culture familiale, populaire ou nationale.

Le raisonnable et le convenable sont des vertus de modération qu'au nom d'un besoin sécuritaire, la tentation d'un contrôle social totalitaire est grande par l'usage des nouvelles technologies de l'Intelligence Artificielle. Dit autrement, le raisonnable et le convenable relèvent aussi du consentement ; ils ne peuvent être dictés de l'extérieur pour imposer une morale, un cas de figure qui peut se voir dans un contexte de guerre ou dans un régime totalitaire.

Aussi, une psychologie politique atteste de multiples ajustements dans l'espace mental : d'abord la liberté, l'égalité, la fraternité entre elles comme des références culturelles stables, et ensuite entre l'idéal propre de ces trois termes confrontés à la réalité sociale et la praxis de chacun. Cet ajustement est aussi conditionné par l'histoire de la personne, sa personnalité et ses habitudes comportementales inscrites dans son environnement. Il est clair qu'un citoyen né dans une famille précaire depuis trois générations ne peut avoir les mêmes considérations sur la vie que son concitoyen issu d'une famille riche, citadine. Ce sera autant sur ce que cela veut dire d'être raisonnable et convenable que sur l'usage de la liberté, de l'égalité et de la fraternité. Alors que le logos public est quasi uniforme, les dispositifs de surveillance analyseront le profil différent de chaque citoyen. La généralisation de l'Intelligence Artificielle produira une citoyenneté statistique et standardisée pour les contrôles de liberté et les vérifications du maintien. In : Cathy O'Neil. *Weapons of Math Destruction. How Big Data Increases Inequality and Threatens Democracy*. New York, Crown, 2016. (Traduction française. *Algorithmes. La bombe à retardement*. Paris, Les Arènes, 2018).

Le vivre ensemble, c'est un espace de mouvement entre l'abstrait créatif et le concret limitatif. Entre le « à-venir » épuré et « l'aujourd'hui » complexe, l'imaginaire individuel et collectif remplit les esprits de projets. Et admettre une différence que l'on voit, ce n'est pas la même chose que de « tolérer » une chose inconnue ou « ménager » une incertitude. Il y a un facteur d'identification et une force mentale qui permettent de trier l'actualité pour faire évoluer la situation. L'on a aussi appris à supporter l'attente inquiétante grâce à un imaginaire positif pour « réussir sa vie ». La liberté, l'égalité et la fraternité, sont des lignes de mire de cet imaginaire. Ainsi, les « images » gratuites offertes aux regards par une belle publicité représentent un rêve réaliste mais inaccessible en regardant le prix en bas de l'affiche. C'est cet imaginaire singulier qui donne une impulsion à l'actualité du raisonnable et du convenable capable de « transporter le futur dans le présent ». Ce n'est pas un imaginaire de la complète frustration qui aurait transformé le quotidien en une course de rattrapage de la chose perdue ou jamais acquise. L'on n'est pas la victime de la quotidienneté.

Être raisonnable, est-ce être (toujours) rationnel ?

S'il ne tenait qu'à son imaginaire, l'homme voudrait bien réaliser « jusqu'au bout » sa liberté pour goûter au plaisir absolu de l'avoir fait. Le triomphe de l'idée est une satisfaction narcissique rêvée ! Cela pourrait sembler rationnel narcissiquement parlant – vouloir, c'est pouvoir – mais ce n'est sûrement pas raisonnable pour vivre ensemble avec d'autres car cette liberté devra composer avec l'égalité et la fraternité. Cela obligerait à se retenir, à se contenir, ce qui est une manière d'apprendre à différer (pour le moment) et à faire une stratégie d'adaptation et de compromis. D'un autre côté, une égalité qui prétend être parfaite, empêcherait toute forme de liberté et de créativité de sorte qu'une égalité stricte ne justifie plus la fraternité mais un nivellement. L'égalitarisme crée l'uniformité. Enfin, une vie de pure fraternité annulerait la liberté individuelle et l'égalité n'aura pas lieu d'être. C'est de la consanguinité.

C'est pourquoi dans le fonctionnement politique de l'appareil psychique et son apprentissage du rapport au monde, le raisonnable et le convenable sont des ajustements éthiques, conscients et inconscients au sens des actes volontaires ou involontaires. Ils régulent l'expression de la liberté, l'égalité et la fraternité entre les pensées personnelles et les comportements en société. Ils apportent une authenticité aux gestes spontanés. Ces ajustements peuvent être anxiogènes de sorte que paradoxalement, l'on appréhende aussi d'être trop libre, son équanimité et une fraternité trop familière. Ces ajustements peuvent conduire au conflit psychique interne – ou le refléter – engageant un travail du narcissique avec ces items pour un (néo) bien-être pour éviter si possible trop de frustrations. Dans « *Totem et Tabou* (1913) » et « *Malaise dans la civilisation* (1929) », la théorie freudienne identifie deux principes, le principe de plaisir et le principe de réalité. Ils peuvent s'opposer ou s'ajuster : un conflit oblige au refoulement pour aboutir à une synthèse, un compromis. Rarement le résultat est jugé satisfaisant au regard de la réalité ou bien du plaisir. Ce conflit engage trois topiques : le ça, le surmoi et le moi, à composer avec ces deux principes de sorte qu'entre ces topiques, il peut y avoir aussi une sorte de deuxième conflit d'efficacité. Ainsi, la psyché doit être stratégique et politique avec ses contenus internes. En entant dans le monde, ce choix stratégique interne doit composer un autre niveau, entre la réalité du principe de plaisir, et le plaisir d'avoir un principe de réalité efficace. C'est *l'Homo politicus* qui donne la priorité de la réalisation de soi comme un principe de vie.

Je considère que la capacité à la réalisation de soi est un aboutissement d'une trajectoire dont les conflits psychiques internes ont été des accidents de parcours. L'idée du conflit nécessaire parce qu'il structure le parcours de vie emprunte à mon sens, l'hypothèse de l'homme jouisseur qui rencontre une vie contrariante et doit régler les conflits en rapport. De plus dans cette réalisation de soi, l'affirmation de soi oblige à un travail du narcissisme qui aura intérêt à apprendre à être raisonnable et convenable. Dit autrement, le narcissisme doit renoncer à une partie de son fonctionnement, un narcissisme qui déprime ou qui devient désagréable ou agressif. En face de lui, le narcissisme de l'alter ego fonctionnera de la même manière. Et ce sera le conflit de personnalité entre deux personnes.

Il y a une symétrie entre le conflit psychologique interne et le conflit psychologique interpersonnel, et par extension et par certains côtés avec le conflit social. Si le sens de la liberté, de l'égalité et de la fraternité servent de trames à ces conflits, il y a un rapport d'homothétie entre ces conflits avec un coefficient éthique intégrateur. Ce coefficient peut être amplificateur ou d'atténuation pour une réalisation de soi pour un bien-être.

L'Homo politicus décrit une disposition politique de saisir les conflits internes, interpersonnels voire sociaux en termes stratégiques de liberté, d'égalité, de fraternité pour un bien-être intime, privé, personnel voire collectif. L'on ne devrait plus opposer le privé et le public, l'individuel et le collectif si le projet de santé comme du bien-être a du sens, au sens complexe de signification et de direction.

Par cette homothétie, il y a une continuité entre la personne et le citoyen. Cette continuité est médiatisée par le raisonnable et le convenable qui créent les conditions éthiques du bien-être contre les pulsions agressives. Ainsi, prévenir les conflits et les luttes, serait du domaine du possible. Ils peuvent être réduits (théoriquement) par la connaissance des conditions de pensée de leur genèse et par le débat et le dialogue entre les protagonistes sans espérer (idéalement) que les hommes soient unanimement d'accord car « de la même paroisse ». Etre raisonnable et convenable, c'est un savoir-faire à apprendre avec un savoir-vivre commun pour une éthique du respect de l'autre : chaque personne dispose d'un savoir-être en soi-même dans son intimité raisonnable et convenable pour être prête d'aller à la rencontre des autres.

Le vivre ensemble était déjà l'idée fondatrice de la Société des Nations après la Première Guerre Mondiale. Et l'ONU est née après la Seconde Guerre avec l'OMS. Le vivre ensemble un même monde laisse voir au fil des années le nécessaire besoin d'une éthique universelle jusqu'au niveau individuel. Le vivre ensemble ne devrait pas être un slogan au front du temple des consommateurs mondiaux, tel un nouvel opium du peuple. L'on parle plutôt d'un vouloir vivre ensemble universel comme une nouvelle culture de civilisation accessible à tous. Est-ce la raison d'être profonde de l'UNESCO ? Cela ne la confond plus avec une idéologie politique qui veut fabriquer du vivre ensemble à mettre sous sa bannière. Dans une lutte ou un conflit, il y a toujours un gagnant et un perdant qui va vouloir une revanche. Ce sera sans fin et il faut se rappeler de cela avant. C'est pourquoi par un consensus éthique capable de dire les antagonismes, l'on peut éviter ou atténuer le désastre d'une lutte ou d'un conflit. Cela se passe par le narcissisme. L'on a tous à gagner en estime en acceptant de céder narcissiquement quelque chose dans l'intérêt commun : c'est par l'éthique du raisonnable et du convenable. C'est préserver la dignité des parties. En philosophie politique, on parle en Asie du Juste Milieu et de l'Harmonie. Avec le consensus, l'on quitte le registre du narcissisme primaire où la personne avait le sentiment de perdre quelque chose ou d'être la victime de complot malveillant à son sujet.

III
La dépression mondialisée

Avec la définition de la santé comme un état de bien-être pour lequel l'humanité aspire, nous avons un regard nouveau sur la santé du monde et notre imaginaire interroge autrement la signification du bien-être. Les activités humaines détériorent l'environnement au-delà de ses capacités de renouvellement et de régénération. Le symptôme le plus évident est le rejet des déchets de tout ordre provoquant le réchauffement climatique. Les hommes disent par projection et déplacement que la planète est en souffrance. Si les hommes ne sont pas en bonne santé comme ils le souhaiteraient, alors la santé de la planète ne l'est pas non plus. Mais la réciproque n'est pas acquise parce que tous les hommes ne le ressentent pas encore comme cela. Cela reste abstrait tant qu'ils ne sont pas touchés de près. Le narcissisme les protège, inconsciemment et involontairement, ou qu'ils ne peuvent pas vivre demain autrement qu'aujourd'hui.

C'est un défi de notre intelligence d'étoffer le lien de responsabilité de ces deux états de santé sans la culpabilisation. S'il y a un lien partagé de souffrance en cas de dégradation, notre vie collective sait bien que le lien de « bien-être » existe aussi (Se promener dans la nature). Il y a deux signes à cela. Considérer que le conflit humain et le conflit sociopolitique sont souvent attachés de près ou de loin. Ensuite, le conflit entre l'homme et la nature doit faire reculer l'homme et non plus comme jusqu'à maintenant faire détruire la nature. Le raisonnable et le convenable sont des positions de santé par repli pour changer la donne, non pour une déflagration.

L'homme en souffrance peut déprimer. Qu'en est-il de la mauvaise santé de la planète en commençant par la communauté des hommes ?

L'OMS avait déclaré la dépression, la maladie du siècle et selon l'organisation, c'est la première cause d'incapacité du monde en nombre de personnes touchées. L'on parle d'une pathologie universelle à la dimension mondiale numériquement parlant. Au 20 janvier 2020 :
<https://www.who.int/fr/news-room/fact-sheets/detail/depression>

En quoi la maladie du siècle correspond-elle à la dépression individuelle ? Et en matière de causalité commune ? La pertinence académique des traitements chimiques au niveau international suffit-elle comme la preuve biochimique explicative de la dépression ? Est-ce que la douleur morale – qui est universelle – est un symptôme uniforme ?

D'abord, l'impact du travail sur la santé mentale est abordé au chapitre précédent.
<https://www.who.int/mental_health/in_the_workplace/fr/)>

Sous un même vocable, la dépression peut avoir plusieurs causes biologiques, psychologiques, sociales. Elles ne sont pas toujours reliées entre elles mais les effets sont amplifiés quand elles sont là. C'est une clinique multifactorielle qui touche des entités autonomes de dimensions variées. Nous savons diagnostiquer une dépression de la personne. Nous n'avons pas encore les instruments et les critères pertinents pour une clinique des grands groupes. Il n'y a pas d'études directes sur la « souffrance des peuples » mais des faisceaux d'événements qui relèvent de l'anthropologie, de la sociologie. Voire rétrospectivement de l'histoire.

D'autre part, des études épidémiologiques sur l'état de santé confirment que la pollution est une des causes de la hausse de la mortalité humaine ou de perte de chance dans certaines situations de vie. Que des décès d'animaux marins sont causés par nos déchets plastiques. Pourquoi, devant ces risques connus, l'homme ne change-t-il pas ses comportements, ni n'engage ses responsabilités ? Cela a-t-il un rapport avec l'égoïsme des hommes, avec une forme de cécité mentale ou la peur de perdre un confort de vie, la peur du changement ? Ou un fatalisme devant l'ampleur du problème ? Ou bien le manque d'instruments pour une considération holistique de la situation ?

Nous rappelons une évidence : le bien-être résulte d'un équilibre dynamique entre soi et l'autre, et entre les hommes et leur environnement. Ces deux équilibres sont homothétiques. Le mot de dépression vient de la météorologie pour décrire une baisse de la pression atmosphérique. En santé mentale, elle signifie une baisse de la vitalité et un déséquilibre qui peut être général, interne ou externe ; l'implicite étant l'existence d'une norme de vitalité et d'équilibre. Cet implicite est culturel et vient de l'environnement social. Le résultat de cette baisse est une fragilité ou une mise en danger de l'entité, surtout sur un terrain de vulnérabilité de la personne.

Nous pensons que la dépression peut toucher la personne, un groupe de personnes ou une communauté. Il y a une continuité phénoménologique entre ces entités : la vitalité. Aussi, nous avions postulé un rapport d'homothétie de sorte qu'il est possible d'envisager une clinique humaine, une clinique de groupe et une clinique de masse sur la base d'un symptôme commun : la douleur et ses expressions de souffrance. Cela se voit par des formes variables de douleurs, de crises ou bien par des conduites autodestructrices lentes et insidieuses : c'est la notion universelle de souffrance, à la base des systèmes religieux. Par conséquent, il devrait exister une fonction psycho-politique qui sert de dénominateur commun multiple à ces entités et qui fait ce rapport d'homothétie.

Aujourd'hui, l'on a des critères cliniques pour diagnostiquer une dépression individuelle. L'on a probablement des critères d'ordre sociologique selon l'hypothèse qu'une crise est une souffrance collective. Pour une communauté en souffrance, l'histoire peut éclairer la situation collective : la famine de 1788 en France a été très probablement un facteur décisif au déclenchement d'une chaîne d'événements jusqu'au 14 juillet 1789, date de la Révolution. Il y a d'autres exemples.

Ces postulats posés, la planète est encore en mauvais état de santé aggravée par l'inconscience des hommes de reconnaître leur responsabilité. Fonctionne un mécanisme collectif d'évitement de se savoir en danger. Sommes-nous au seuil d'un déclin ou d'une extinction comme le sont déjà certaines espèces animales ?

La douleur et la dépression

Si l'on connaît bien la dépression humaine, peut-on par extension considérer que la dépression collective existe et qu'elle puisse affecter la population mondiale ? Inversement, l'on ne dispose pas des mêmes modalités cliniques pour une dépression personnelle et pour une dépression de groupe – si cela existe – d'autant que la ou les causes sont multifactorielles. Toutefois, les firmes pharmaceutiques transnationales mondialisent ce diagnostic en commercialisant les mêmes molécules dans tous les pays avec les mêmes essais cliniques et les mêmes logos. C'est leur manière de dire que la dépression est mondiale. Or, c'est l'agrégation numérique des statistiques nationales des personnes déprimées qui reçoivent le même traitement. C'est comme si l'on fait une agrégation du nombre de malades alcooliques par pays pour déclarer l'alcoolisme comme une maladie mondiale sans avoir besoin d'une clinique « collective » de cette maladie. Ni à la relier à l'industrie agroalimentaire. Ou aux taxes et impôts prélevés.

Les industriels du médicament jouent sur une ambiguïté sémantique entre une dépression mondialisée et une dépression mondiale.

Il apparaît ainsi clair que la santé des hommes et la santé de la planète sont liées. Clair aussi que l'humanité n'a pas les mêmes outils de diagnostic ni d'actions pour les hommes que pour la planète. Certes les conditions de santé des hommes et celles de la planète sont différentes et spécifiques. Mais si elles sont différentes, les conditions générales de l'environnement sur la santé humaine sont identifiées. C'est par les représentations et projections de responsabilité que l'homme prend conscience de ce qu'est une nature « naturelle » pour statuer sur sa « mauvaise santé » d'aujourd'hui. Le « avant c'était mieux » est un faux fuyant. Mais clairvoyant aussi, l'humain se rend compte que la planète est sa victime. La planète attend une médecine, et l'homme sera son médecin.

Il fut un temps près de nous où l'homme pensait que ses déchets seraient éliminés « naturellement ». Par de savants calculs, ce qu'il puisait de la planète sera restauré dans l'année. La bonne santé de la planète était « confiée » par miracle à « Dame nature ». Aujourd'hui, dès le mois d'août, le solde énergétique planétaire est passé au négatif. Il y avait une cécité mentale. Ou selon une pensée magique d'un écosystème gigantesque qui recyclait tous les déchets : c'est la notion de la régénération. L'on sait maintenant que les déchets des hommes ont intoxiqué la planète et déjà la banlieue de la planète. La pollution du milieu naturel pollue maintenant le mental avec les fausses nouvelles : l'homme doit se désintoxiquer lui-même pour pouvoir le faire pour la nature.

Les objectifs de l'OMS pour le millénaire appellent quelques observations préliminaires, non pour minorer le problème mais par un souci de méthode pour justement leur donner une valeur encore plus universelle.

La Classification Internationale des Maladies de l'OMS 10e version (CIM 10) sert de base de recueils de données qu'utilisent les systèmes de santé nationaux. Dans le concret, le recueil des données dépend de l'organisation sanitaire de chaque pays, de son système d'enseignement et de comptabilité publique, d'accès et de disponibilité des soins et du savoir de la population. Et c'est très hétérogène d'un pays à l'autre. Le chapitre [F.-] est consacré aux troubles mentaux du CIM10. Ses sources viennent du manuel de diagnostic statistique (DSM) de l'association américaine de psychiatrie (APA). La finalité de ce manuel est essentiellement un outil statistique des symptômes pour la prescription de médicaments et sur l'effet des produits toxiques. Accessoirement, un usage épidémiologique. De ce point de vue, le DSM n'est pas un manuel de nosographie, notamment pour décrire des formes cliniques typiques et atypiques. En tout état de cause, les firmes pharmaceutiques nationales, multinationales et internationales y trouvent leur compte et leur stratégie mondiale est assez homogène avec des études de toxicologie (souvent issues de leurs propres équipes), et des indications souvent orientées par le marketing. Et selon le profil du malade, l'on remonte en amont par connaître le profil des prescripteurs.

Un premier point d'entrée serait de considérer la situation comme ceci.

Le diagnostic de dépression est entré dans l'histoire de la psychiatrie, il y a moins de cinquante ans. Depuis l'Antiquité occidentale, on connaissait la mélancolie et aux XIXe et XXe siècles, la neurasthénie de George Miller Beard (1839-1883) et la psychasthénie de Pierre Janet (1859-1947). Dans une vue rétrospective, certains auteurs considèrent que la période romantique a été une forme de dépression de groupe sublimée en plusieurs mouvements littéraires, d'arts plastiques et musicaux. La mise en évidence de l'action sur l'humeur d'un médicament des années 1957-1958 va introduire la notion de dépression en médecine. La concomitance entre ce diagnostic et des molécules actives a changé la compréhension clinique de cette maladie en faveur d'une pathogenèse unique de son mécanisme, minorant les causes psychologiques et sociales puis les traitements éponymes. La tristesse prolongée après un deuil est-elle une dépression ? Selon le DSM, si cette période dépasse une certaine durée (6 mois), l'on rentre dans un des critères de la dépression à traiter. Dans certaines cultures, l'on « porte » le deuil pendant deux ans avec des rites de sortie progressive du deuil et de réintégration par étapes à la vie « normale ». Il y a dans ces cultures, une considération communautaire du deuil privé. Cette économie psychique ne correspond pas au tempo accéléré de l'économie sociale, productive et financière. Et l'on ne peut prétendre mettre le monde entier sous des médicaments antidépresseurs au bout de six mois de tristesse. Et pourtant.

Par le médicament *urbi et orbi*, l'entité dépression recouvre définitivement une dépression mondialisée et une dépression mondiale.

À la perte d'un être cher, il est normal d'être triste, d'avoir une douleur morale voire être déprimé. À partir de cette situation qui sert de modèle, la perte, l'abandon, le manque quand ils sont graves et prolongés, peuvent être considérés comme des traumas (traumatismes) à l'origine de la dépression. Il y a un continuum phénoménologique entre les symptômes existentiels normaux et pathologiques et en général, une imbrication entre ces situations réelles (de perte, d'abandon, de manque) et le sentiment vécu de cela ; tout cela renvoie à l'image de soi et de sa place dans la réalité et dans ses attentes imaginaires. En terme de psychologie dynamique de certains traumatismes psychiques, l'on peut parler de « dépression narcissique » au sens où l'image de soi est abîmée ou désespérée ou « trouée ». Ce diagnostic n'existe pas dans la CIM 10.

La pensée populaire pourrait dire que la dépression narcissique vient d'une faiblesse de caractère de la personne triste. L'on avait ces mêmes explications pour les suicides professionnels par exemple. La tristesse a ainsi un visage social dans la représentation populaire. La description de la « déprime » entre ainsi dans le langage courant comme un diagnostic scientifique profane. La culture médicale va valider ce savoir par la place du médicament selon la tradition galénique {une maladie => un médicament}. Sur l'item général de la douleur, nous avons {la douleur = le médicament chimique} en conséquence de quoi, {la douleur morale dépressive = le traitement chimique antidépresseur}. Aujourd'hui, la sérotonine est la neurohormone cible des dépressions. La dimension psychologique, environnementale et culturelle est occultée.

L'homme qui sait aimer son prochain, sait s'aimer lui-même, même si l'inverse n'est pas toujours vrai. Avant cela, il y a une fonction d'identification qui fait que le respect de l'autre commence par le respect de soi. Ainsi, je considère que le narcissisme – cette fonction qui fabrique l'image de soi – a une valeur générale car elle permet de poser l'amour pour soi-même au même niveau que l'amour de l'autre et l'amour pour l'autre. Par cet effet de miroir, il y a l'engagement d'une dimension vertueuse. Dépassant le sens du mythe d'origine, le narcissisme « civilisé » est ainsi un mouvement vers l'autre qui protège et renforce l'intériorité donnée comme une identité centrale. Grâce au miroir, sa première fonction est d'identifier l'image de soi. Puis vient le mouvement vers l'autre. Chez l'enfant pas autonome, la théorie décrit le « *narcissisme primaire* » (ou narcissisme premier). En devenant un adulte entrant en société à commencer par la microsociété familiale, son narcissisme rencontrera d'autres que lui-même et son narcissisme devient tacticien. Il a besoin d'autrui et c'est son intérêt d'avoir de l'aide ; le « *narcissisme secondaire* » (ou narcissisme second) sait s'adapter, se protéger, manœuvrer. Fixant une distance avec autrui et atteignant une autonomie dans une atmosphère neutre ou dépassionnée, le « *narcissisme tertiaire* » (ou narcissisme troisième) est capable d'aménager des espaces de vertu, et de dépasser les conflits intéressés entre le principe de plaisir et le principe de réalité. Il peut considérer que demain sera meilleur qu'aujourd'hui si tout le monde partage le projet d'un vivre-ensemble. D'une part, le narcissisme évolue en maturité. À chaque étape identificatoire, le narcissisme accepte de (se) changer : la métamorphose pour grandir sans perte. Il « renonce » progressivement par la négociation à une partie de son soi intime en échange de recevoir un apport extérieur qui le reconnaît comme bon dans un espace collectif vertueux. S'engage un processus de maturation de l'image de soi. Il peut y avoir des blessures narcissiques (blessure d'amour-propre, déprime), du deuil de l'avant. Chaque maturation de narcissisme par le détachement du noyau originel peut être difficile car en s'ouvrant au monde, le narcissisme apprend à être raisonnable et convenable en renonçant à sa toute-puissance d'origine.

La souffrance est ontologique et anthropologique. Lorsqu'elle est plus localisable, on parle de douleur physique, psychique. Elle est également universelle et signale un état de mal-être qui demande une intervention. Aujourd'hui, l'appel à soigner est pharmacologique essentiellement. Il y a un rappel à la médecine douce et un retour aux traitements dits traditionnels.

La médecine traditionnelle contre les états de tristesse existe depuis la nuit des temps et l'on considère qu'elle fait partie des soins culturels pour traiter les souffrances. Selon les critères analytiques de la médecine moderne, les soins traditionnels s'adressent essentiellement aux troubles fonctionnels et au regard de la nosographie occidentale, ces troubles fonctionnels sont pour beaucoup considérés comme des équivalents dépressifs, des affections psychosomatiques et hypocondriaques, des troubles somatoformes. En conséquence de quoi, nous avons les arguments pour dire que la dépression est une affection ancienne et elle touche tous les peuples. C'est une maladie universelle.

Nous ouvrons un deuxième point d'entrée.

La dépression reconnaissable à partir de la douleur morale touchant la population mondiale peut se comprendre de deux manières. En première approche et grâce à la classification internationale des maladies de l'OMS, nous avons une addition des relevés nationaux de dépression qui vont couvrir la population mondiale atteinte. C'est une comptabilité qui dépend des gouvernements et qui quantifie un phénomène démographique et sanitaire propre à un territoire. Comme les relevés sont partout positifs, l'on peut parler de maladie mondiale voire d'endémie. En deuxième approche, nous proposons une holistique : la dépression est un phénomène universel de santé qui touche autant la population d'un pays, d'un groupe que la personne. Toutefois, l'on n'a pas un instrument global de diagnostic de population – qui ne le formule pas – à l'instar d'un sondage représentatif par exemple. Nous prenons modèle sur la dépression traumatique de la personne et sur le fait que la dépression est une maladie universelle. Aussi par cette hypothèse d'une atteinte au narcissisme collectif, nous postulons que des événements sociaux de groupe peuvent être des symptômes d'un traumatisme et d'une souffrance collectifs. Il faut réagir contre cet état. C'est l'implicite psychopolitique de la formule de K. Marx et F. Engels « Prolétaires de tous les pays, unissez-vous » (1848). Et, par conséquent la « *dépression collective* » peut exister par un mécanisme de psychologie politique. Ainsi, la prise de conscience des conséquences du réchauffement climatique et des responsabilités humaines a aujourd'hui un effet traumatique. Un effet de seuil a été franchi pouvant créer des états de dépression collective caractérisés par une inhibition de la pensée, une inertie collective, mais aussi des excitations populaires voire des psychoses collectives. Il est légitime de penser que l'énergie négative de cette dépression « collective » se déplace sur des événements suicidaires comme les guerres, les violences ethnocidaires, le terrorisme. Est-ce une explication des impuissances politiques à répondre aux problèmes du climat et des migrations internationales sauf par des replis identitaires régressifs sur du politique significatif d'un narcissisme collectif exacerbé.

La souffrance collective est une blessure identitaire de groupe

Je ne parle pas ici de la Shoah et de ses conséquences bien que cela soit un exemple contemporain sans précédent d'une souffrance collective victime d'une barbarie institutionnelle auto-justificative. La cruauté de groupe existe.

Nous postulons phénoménologiquement que la douleur est un signe universel de souffrance d'un système vivant, et cette souffrance peut relever de la dépression. Notre approche holistique prend le modèle de la dépression par un traumatisme qui touche à l'identité propre du système qui est appelé ici par analogie « l'identité narcissique du système ».

La dépression réactionnelle à l'événement viendrait des aménagements défensifs de repli que le narcissisme est obligé de faire – et de bien faire – pour préserver son entité comme une identité dans son rapport au monde. Dit autrement, le narcissisme est une reconnaissance d'entité pour se représenter comme une unité fonctionnelle selon {l'entité structurelle = l'unité fonctionnelle}. Ainsi, le narcissisme individuel traite de la personne et le narcissisme collectif définit le groupe et la communauté : le narcissisme dans sa fonction psycho-politique est une théorie identitaire d'organisation. J'appelle cela le « *narcissisme politique* », le politique servant de miroir dans la mesure même où, dès l'appareil psychique, les instances fonctionnent aussi selon une modalité politique. Ce narcissisme collectif peut souffrir et le narcissisme politique organise sa préservation.

Au niveau de l'individu, une psychologie politique du narcissisme individuel en souffrance est repérable à cause d'une « politique » de perte, de manque, de frustration (ou le ressentiment de cela)… tels que les relevés diagnostiques permettent de faire. Il y a des défaillances tactiques et stratégiques devant les difficultés. Et au niveau sanitaire, l'administration publique fera l'addition épidémiologique des cas. Et au niveau mondial, l'OMS compile les chiffres. C'est cette approche comptable citée pour dire la dépression comme une maladie mondiale. La clinique de cette maladie relève de la psychologie individuelle. Il n'y a pas une clinique « anthropologique » des traumatismes humanitaires.

Nous n'avons pas à notre connaissance d'outils cliniques à caractère épidémiologique pour affirmer qu'une communauté se comporte « douloureusement de façon triste ». La dépression collective n'existe pas selon une nomenclature médicale. C'est même peut-être culturellement inenvisageable alors que les notions de santé, de bien-être sont davantage citées, parfois dans un amalgame avec la modernité, la technicité… De la même façon, si les peuples aspirent au bonheur, ils peuvent aussi connaître collectivement le malheur, la douleur.

De toute manière, il y a un saut épistémologique à faire. L'on quitte le champ médical strict de la souffrance et rentre dans le champ perceptif positif du bien-être. Dans une perspective concrète, c'est dans celui de la qualité de vie. Une approche sociologique serait possible mais une hypothèse de dépression de groupe peut être ambiguë, impliquant en l'état de nos savoirs, des préalables idéologiques et des préjugés culturels. Et une compréhension sociologique, voire historique propose-t-elle un « remède » ?

L'on sait dire par d'autres biais qu'une crise sociale – donc une souffrance communautaire et une mise en danger – peut avoir des réponses collectives par une lutte contre « les malfaisants persécuteurs ». Ou bien par des réponses individuelles comme des accidents du travail, une augmentation des déclarations de maladies, des consommations de toxiques par exemple. L'on sait banaliser cette souffrance collective comme le prix à payer pour la santé des entreprises. L'économie productiviste est une métaphore des gains par le travail grâce au caractère bienfaisant de l'entreprise. La souffrance individuelle se paye par « le salaire de la peur de perdre son emploi ». En se bornant à notre hypothèse, l'on dira qu'à culture politique, réponses politiques, qu'à crises sociales, réponses sociales mais jamais qu'à une perte de santé de l'entreprise, il y aura une perte de santé de ses employés. Une entreprise qui va mal, évacuera ses employés vers la société pour être pris en charge.

L'outil sociologique et les leçons d'histoire contribueraient à une anthropologie du bien-être pour comprendre les groupes qui font face aux difficultés de la vie ou qui ne font pas face, ou qui présentent des états assimilés à des états anormaux, voire pathologiques (paranoïa collective, dépression en groupe, comportement destructeur). L'on voit émerger des items sociopolitiques. In : Kate Pickett & Richard Wilkinson : *Pour vivre heureux, vivons égaux ! Comment l'égalité réduit le stress, préserve la santé mentale et améliore le bien-être de tous*. Paris, Les liens qui libèrent, 2019. (Traduction de *The Inner Level*, Penguin Books Ltd, London, 2018). Et l'on a tort de laisser de côté, la notion de « mentalité des peuples » dans les recherches de psychologie de groupe depuis qu'elle a été pervertie par l'eugénisme avec ses conséquences funestes. C'est le rapport collectif à la trilogie < liberté, égalité, fraternité > qui fait la culture politique et s'il y a une culture politique, il y a un « mental » collectif.

Dans ces conditions, le constat « la dépression est la maladie du siècle » interpelle le projet de santé d'un bien-être d'une population dans sa globalité. D'une part, l'addition comptable des personnes déprimées de tous les pays reflète une réalité mondiale. D'autre part, cette concomitance de nombre et de signes *doloris* indiquerait une même psychologie politique de la dépression de la population prise dans une même difficulté. Présentement, les effets du réchauffement climatique sur la vie quotidienne, l'agriculture intensive… et indirectement sur les mouvements de population (les révoltes de la famine, les migrations) présentent un risque important de traumatisme. Dans une telle psychologie de masse à risque, il y a une modification de l'image d'une collectivité d'elle-même et de son trajectoire d'avenir – une atteinte du narcissisme politique collectif – avec un impact nocif ou toxique sur les capacités d'adaptation de l'entité qui réagit par la dépression ou par l'excitation. Probablement, l'échelle du « bonheur-optimiste » des pays de Madeleine Albright valait pour cela.

Liberté, Égalité, Fraternité comme des ressources de santé collective

Dans le précédent chapitre, nous avons posé la trilogie < Liberté, Égalité, Fraternité > et son impact dans la santé globale pour dire en quoi elle détermine une culture de tolérance et de modération du vivre-ensemble et « oriente » les pensées du futur. L'idéal est de donner un format à la réalité et bonifier les vertus en les plaçant au-dessus des pensées idéologiques du moment sur la santé.

Faisons une expérience imaginaire par un sondage de ce que les peuples pensent, imaginent et projettent sur cette trilogie. Il semble évident qu'il y aura des réponses idéologiques et des expressions supra idéologiques culturelles de valeurs universelles. Ce sont des valeurs de base du bien-être. Dit autrement, si < Liberté, Egalité, Fraternité > porte une conception commune, la santé globale pourrait prétendre être un bien commun.

Le concept de « *ressource humaine* » positionne les hommes dans l'environnement général comme un de ses composants au même titre qu'une ressource naturelle ou une ressource financière. Ce concept a une grande conséquence dans le fonctionnement de la psychologie politique à grande échelle. J'ajoute d'emblée qu'un mésusage ou un abus de cette notion peut faire le lit d'une dépression collective par la manière de faire de l'homme, une matière première exploitable et/ou une source de data commercialisable. L'homme à son insu vend sa personnalité et son intimité : il vend sa liberté sans le savoir vraiment. L'on confond une liberté sans choix et le consentement formel sous peine d'exclusion. En effet, il y a une extension du champ des ressources puisque chaque personne est une ressource d'informations pour le Big Data qui procède déjà au profilage des consommateurs pour aider les décideurs, puis bientôt de tous citoyens au nom de leur propre sécurité. Cette nouvelle manière de (se) vendre fait de l'homme le producteur et le consommateur de lui-même, au risque d'être la victime de lui-même. L'on a parfois remplacé le sentiment d'enfermement par celui de l'encerclement plus vivable.

Je me souviens du temps d'avant – celui du dernier siècle – où existaient dans toute grande entreprise, un bureau du personnel et un contremaître. Le bureau du personnel est devenu avec le management moderne, le service des ressources humaines, et le contremaître n'est plus « contre les maîtres » mais un cadre (avec des primes) pour « gérer » les employés. La collaboration devient parfois de la connivence. Ensuite, les ressources humaines seront mises aux mêmes rangs que les ressources naturelles, les ressources financières et autres ressources d'exploitation que l'on gère comme un stock ou un flux de marchandises. Les hommes sont réduits à être des objets, ou mieux des paramètres de régularisation au lieu d'être des acteurs responsables de l'histoire, sauf de faire des histoires aux patrons ! L'on parlera de flux tendu y compris dans le tableau des effectifs, qui est corrélé au tableau des résultats. Mais la connivence sauve-t-elle l'homme de l'aliénation par la toute-puissance d'un système ? L'on compte dans les entreprises un taux quasi constant d'absentéisme. Est-ce le symptôme institutionnel d'une souffrance collective qui à cette échelle s'exprime par l'addition des arrêts individuels cumulés.

Tout passe par une collusion sémantique de l'histoire du mot « idéologie ». Il est apparu vers le XVIIIe siècle pour décrire l'activité de l'esprit, et avait le sens actuel de psychologie. Aujourd'hui, le mot de « ressource humaine » renvoie à une pensée économique et sa valeur idéologique s'appuie sur le mécanisme psychologique de « réification chosification » de l'homme. La personne est clivée, voire dissociée entre être un facteur de productivité, un acteur de consommation ou un agent de transmission et de service. La vie est compartimentée et chaque compartiment reçoit un message pour un état de service voire un état d'âme. Dit autrement, l'homme pourrait être déprimé s'il n'est pas « satisfait/satisfaisant » dans un de ses/ces compartiments. Pour transcender cela, il est préparé au rêve du « profit » mais pour lui la signification de « profiter » est bien étrange entre profiter de son salaire et de la vie, et être profité comme un « objet de régulation » dans son travail, étant une ressource. Il est souvent dans une alternance entre être un objet et un acteur.

Les réserves humaines en main-d'œuvre dans la société sont inépuisables (les chômeurs sont là) mais les hommes individuellement peuvent être épuisés surtout dans une politique de surexploitation. La performance du système *versus* l'effort individuel.

Je retiens ainsi la proposition qu'une partie de la population mondiale peut être en souffrance. La dépression mondiale tiendrait à deux facteurs conjoints : un narcissisme collectif abîmé sans une projection claire de son devenir, surtout dans un environnement social et naturel dégradé ; et la réduction de l'humain à l'anonymat d'être une ressource d'exploitation parmi d'autres ressources dont l'exploitation avait déjà nui à la santé de la planète.

La dépression collective, c'est un épuisement des ressources humaines.

IV
La maturité citoyenne et le bien-être

J'avais écrit en 2016 un article intitulé : « *La citoyenneté, un instrument thérapeutique inattendu en psychiatrie transculturelle* ». In : Revue L'Autre, 2016, vol 17, N° 1 ; p. 119-126.
<https://revuelautre.com/debats/la-citoyennete-un-instrument-therapeutique-inattendu-en-psychiatrie-transculturelle/>.

Puis participé sur la même thématique au colloque : *Santé mentale des réfugiés et migrants, Acculturation, migration et citoyenneté.* Paris-La Villette, Cité des Sciences, 16-17 Juin 2016.
<https://www.youtube.com/watch?v=THGuPIJSBuM>.

La situation du migrant adulte et intégré à son pays d'accueil me sert d'introduction pour poser la notion de « *carrière de citoyen* ». En effet, c'est pour lui une décision volontaire pour un accès sélectif à la citoyenneté alors qu'il était déjà citoyen dans son pays d'origine par naissance.

Le commun des personnes fait une distinction entre leur vie personnelle intime, la vie familiale et communautaire et une vie professionnelle voire politique bien que leurs articulations ne soient pas toujours faciles en terme de centres d'intérêts, de temps... Et la vie citoyenne semble aller de soi. Cette distinction de fonction et de rôle, et cette séparation des espaces sont normales : c'est l'expression de se consacrer à ce que l'on fait. Toutefois, cela correspond à des espaces mentaux mélangés, imbriqués, coordonnés ; ils forment ensemble l'intégrité de la personnalité et donnent les identités de la personne. Chaque individu est unique selon ses espaces psychologiques. Il s'agit trivialement de faire face, d'être à la hauteur et de garder la face, une dignité conforme à sa personnalité. On parle d'affirmation et de présence de soi. Malgré cette réalité, ces espaces peuvent connaître des lignes de clivage, de fractures ou des processus de dissociation à cause de l'intensité des événements internes, externes, ou les deux liés à l'existence. Les événements envisagés comme des traumatismes peuvent être alors à l'origine des pathologies, des déviances, de la marginalisation. Ce qui caractérise l'appareil psychique, c'est sa souplesse d'adaptation et ses capacités à inventer des choix, à trouver des compromis et des consensus face aux tensions et aux conflits. La dialectique entre la norme et la normalité, c'est l'aptitude à hiérarchiser et à ajuster de façon « automatique » des séquences pour répondre aux situations réelles objectives ou ressenties. L'homme trouve une vertu à ce qu'il fait et une morale à toute histoire qui le concerne : il avance. C'est par ce processus psycho-politique qu'après ses tergiversations, il reste entier et maître de son temps et de son espace. Il trace sa route, des choses arriveront comme un surcroît agréable. L'on parle aussi de résilience.

De sa vie personnelle, l'être fait carrière avec ses événements intimes : maturité, deuil, pensée intérieure… De sa vie familiale, la personne fera carrière : famille, alliances... De sa vie professionnelle, l'individu fera carrière : promotion, mutations... Tout est mouvement, changement et métamorphose. De la vie sociopolitique reçue d'office à naissance, il en fera une carrière officielle de citoyen à partir de l'âge de la majorité.

La carrière citoyenne, le contrat de santé

Actuellement, le mot carrière est utilisé pour dire la carrière professionnelle. C'est une identité d'agent dans le même champ sémantique que la notion de ressource humaine en entreprise.

Une carrière professionnelle dans une société humaine construite sur les valeurs du travail et des entreprises cesse à la retraite de la personne. Une « carrière citoyenne » dans une société humaine se prépare à la naissance, s'annonce de plein droit à l'âge de la majorité et s'arrête à la mort. Le citoyen ne peut pas refuser cette carrière et l'État ne peut lui enlever ce statut sauf une situation exceptionnelle (ou idéologique sous certains régimes). Cette notion indique la pleine et entière responsabilité civile de la personne.

Le métier de la personne sert de référence à la carrière qui la lie au cadre institutionnel. Chaque pays a sa nomenclature de métiers. Pendant son exercice, la personne reçoit une rémunération correspondant à son grade, ses fonctions, ses rôles. Elle est employée dans une subordination d'exercice à une hiérarchie ; le métier et la profession se confondent dans beaucoup de situations. Et dans certains cas, la personne détermine elle-même sa fonction, ses rôles et son grade. Elle est son maître, libre. Une carrière professionnelle réussie concourt à un (certain) état de bien-être global ou de contentement dans un rapport au travail. On parle ainsi d'une carrière de technicien à EDF, d'une carrière d'avocat ou de fonctionnaire d'une administration. Quand on parle d'une carrière de patron, peut-on parler d'une carrière de balayeur de la Ville de Paris ? Il dira « je travaille à la Ville de Paris ». La notion de carrière serait-elle là pour relater un ersatz de situation peu digne d'intérêt ou une vulgate pouvoir sans pouvoir, sans « *La Noblesse d'État* » (1989) de Pierre Bourdieu. L'on termine en général sa carrière professionnelle par un pot de départ à la retraite (le pot d'adieu).

Il s'agit de l'exercice d'un métier paramétré par un contrat, pour une durée, un espace hiérarchique et une culture de mission qui définissent la fonction de production. Le savoir et le savoir-faire sont reconnus par un titre et par un grade qui légitiment le poste de travail et le rôle à tenir : il y a une entrée, une sortie, une définition de contenus et une discipline hiérarchique. La personne vit la relation entre les collègues qui n'est pas *a priori* celle du registre sentimental, une relation par une connaissance, par une cooptation, par un recrutement anonyme. En réalité, il y aura toujours dans l'exercice d'une carrière professionnelle des occurrences qui touchent à la personnalité, aux sentiments et aux décisions d'agir. Ce sont parfois des compositions avec soi-même. La personne en carrière est capable de les secondariser pour tenir une relation professionnelle neutre. La fonctionnalité réduit l'humain à être une pièce animée dans un rouage. À compétence égale, l'agent sympathique sera mieux écouté. S'intéresser au travail de l'autre, c'est lui porter une attention. Il existe dans une carrière professionnelle mais sans la nommer, une éthique (par exemple, la probité) et une déontologie (par exemple, la fidélité). L'on est ainsi citoyen dans une carrière professionnelle sans citoyenneté parce que fondamentalement, il y a une carrière citoyenne qui sert de socle à cette éthique et cette déontologie.

C'est sur un contrat de travail que se fonde une carrière avec ses perspectives et ses limites. Dans la mesure où le savoir et le savoir-faire contribuent à mieux affirmer ou à alimenter le savoir-être et le savoir-vivre, le contrat de travail contribue au vivre-ensemble. Le contrat de travail est théoriquement un format réduit du contrat social et ils ne doivent pas – en principe – s'opposer par leur caractère conventionnel. Chaque personne porte le sentiment de son utilité sociale et toutes sont liées par un sentiment partagé de confiance et de délégation à des degrés variés. Et le contrat de travail et le contrat social sont aussi des conventions de subordination mais pas vis-à-vis des mêmes déterminants ; il y a l'explicite du contrat de travail et l'implicite du contrat social, entre ce qui se noue intentionnelle et ce qui est affecté par la naissance. Le lien entre le contrat social et de travail est déjà bouleversé par la mondialisation du travail, la finance sans frontières et la mobilité des mains-d'œuvre.

Si le contrat social de la citoyenneté détermine le cadre du contrat de travail par le code du travail, c'est la carrière professionnelle qui subvertira la carrière citoyenne de la personne.

La fonction productive définit le cadre des ressources humaines et la notion de carrière professionnelle, à côté d'autres ressources de la société civile. La carrière professionnelle s'inscrit dans une hiérarchie ordonnée, non démocratique et consentie entre les personnes, et gérée par des règles d'obéissance et de responsabilité. C'est la relation d'action entre le faire et le faire faire soutenue par la confiance dans le faire à toute bonne fin, c'est-à-dire avec un bon résultat. Il y a toujours des comptes à rendre à une autorité supérieure, et la rémunération est payée en fin de mois (en France) comme une marque de reconnaissance. Selon le principe positiviste, des améliorations de statut et de salaires grâce à des promotions motivent la personne qui cherche à accélérer sa carrière. L'on parle alors de l'évolution de carrière dans une même référence sémantiquement qu'une carrière d'extraction et de ressources en matériau de construction. Mais l'on parle très peu de l'épuisement des ressources humaines. Et à partir d'une pulsion de mérite pour une carrière professionnelle réussie, l'on a deux effets de levier.

Le premier levier touche à « l'être » dans l'adéquation entre l'argent gagné et les perspectives d'avenir. On parle d'épargne financière et de thésaurisation d'expériences. Le travail est une source d'épanouissement social : dans le présent immédiat, c'est la satisfaction du travail fini et bien fait, et dans le différé, c'est par la rémunération et la reconnaissance de l'ancienneté. Pour disposer de cette ressource d'argent et avoir la satisfaction des dépenses, la majorité des personnes doit convertir le temps consacré au travail en pénibilité, en obéissance et en contrainte sur sa liberté citoyenne.

Le second levier est la conscience de « l'avoir » : produire de la valeur ajoutée aux choses et pour soi-même. La richesse personnelle, celle de l'entreprise et de la nation sont liées. Idéalement et dans un esprit d'équité, il y aura un désir du juste partage de richesse surtout en aval. Ce sentiment subjectif peut être « excessif » par rapport à un consensus éthique sur une grille de répartition. Cela implique d'avoir une politique de compensation légitime – la fraternité – étayée par un consensus social d'équité, y compris dans la division de tâches et dans les solidarités d'imposition et de taxation. Cette légitimité-là sera à l'origine du bien-être individuel en matière de satisfaction, de bonheur, et du bien-être en termes de justice sociale. Il n'y a pas de vol et selon l'expression populaire : l'on en a pour notre argent.

Le contrat citoyen se superpose au contrat social comme un contrat pour un bien-être quand l'Être et l'Avoir sont en adéquation éthique : le citoyen a le sentiment sincère d'être bien traité en tant que personne.

Il faut donc des critères de valeur visibles dans cette psychologie politique. Le bien-être ne doit pas se justifier par des sacrifices et des sentiments d'injustice qui détériorent ou mettent en doute le contrat social. C'est le « trop » du contraste qui fait problème : trop aisé ou trop peu pour vivre ; un trop grand décalage. C'est le trop de différences qui fait la césure dans les possibilités du vivre ensemble : il produit l'insupportable. En réaction, ce sera vers le repli sur soi et sur son groupe, et le retour aux formes du narcissisme primaire ; ou bien ce sera l'émergence de conflits au nom de cette trilogie liberté, égalité, fraternité qui justifie avec violence parfois, l'appel à une éthique commune.

La notion du bien-être individuel et collectif est un idéal concret puisqu'elle se vit au quotidien par l'agréable grâce au sentiment d'être à l'aise. Résultat d'une psychologie politique et des stratégies personnalisées de carrière, le bien-être se développe sur un fond de consensus comme un contrat social. Le médiateur est l'argent (public et privé) dont l'éthique de répartition est garante des choses bien à leur place et des personnes bien dans leur fonction. La confiance populaire et la crédibilité politique garantissent la division du travail et le gain qui vient avec. La disqualification de l'emploi comme une source de bien-être et de richesse vient d'une rupture éthique entre une économie pourvoyeuse de travail, et une finance spéculative qui s'enrichit sans créer d'emploi.

Le contrat social est reçu dès la naissance. Le système d'enseignement forme les jeunes personnes et les prépare à un métier qu'elles avaient choisi. Cet ensemble fait le contrat de citoyenneté : la nation élève ses enfants, garantit leur instruction et l'économie leur donnera du travail. Il y a un facteur d'ordre temporel entre ces entrées dans la vie et une éthique de mise en route. Ainsi, à partir de sa majorité, le jeune accède au marché du travail ; il reçoit son contrat de travail. C'est dans la logique du contrat social de l'entreprise, il renonce temporairement à son contrat de citoyen le temps où il est subordonné à son employeur. Avec la finance spéculative, la priorité du système est de faire travailler l'argent : le « contrat de travail de l'argent » est inutile, remplacé par des objectifs de profits. Aussi et par un contre coup, le contrat citoyen devient-il un contrat de spéculateurs ? Le mythe de la richesse acquise comme une chance ou une providence est de retour. Le modèle de réussite est celui du « trader » en bourse. Faudrait-il alors « déconnecter » le contrat de travail du social, et considérer que le contrat social est identique au contrat citoyen ? En poussant cette logique, la notion d'un « revenu social » est pertinente, le minimum vital qui caractériserait le plancher du bien-être collectif, le prix de la personne ou la valeur de la citoyenneté ? Et ce ne sera pas un salaire. L'on revient à l'idée primitive de la civilisation : le village nourrit ses habitants. C'est hautement éthique. La formule « tout travail, mérite salaire » serait alors du luxe.

La personne aura fait une double carrière superposée mais parfois décalée : une carrière de travail avec un contrat sur sa propre vie et une carrière de citoyen par le contrat de naissance.

Il y a toutefois une démission relative du monde social face à la puissance de l'entreprise qui peut se « permettre » de son propre chef, de renvoyer ses victimes vers la société pour que celle-ci se « débrouille » avec la vie de ces citoyens. Bref, l'on observe une carrière d'agent professionnel mouvante, aléatoire mais une carrière citoyenne impossible à déroger. Psychologiquement, le narcissisme doit organiser cette identité professionnelle variable pour garder une image sociale solide de soi.

A quel niveau se situe pour la personne, la possibilité du choix de sa carrière citoyenne qui dépend du choix d'un modèle de société et du choix de l'idéologie qui présente son modèle ? Être anarchiste ? Peut-on changer d'entreprise ou changer l'entreprise comme l'on voudrait changer de pays ou changer le pays ? Changer un régime ou bien le faire changer, c'est le narcissisme politique collectif qui le motive. La procédure connue est la démocratie avec ses variantes.

Changer sa carrière professionnelle – sauf d'être instable –, ce n'est pas la même chose que de changer sa carrière de citoyen.

Faire carrière pour soi et avec les collègues ou bien faire carrière malgré les collègues voire grâce à eux ? Dire haut et fort ses pensées citoyennes à sa hiérarchie, au patron ? Certains syndicalistes ont dû renoncer à le faire ! Mais la personne fait-elle carrière – ou le peut-elle – en dehors d'un environnement social et historique ? Peut-on sans un abus de langage, parler d'une carrière citoyenne dans la société civile sur un modèle de contrat social mais sans une idéologie déclarée ? Dit autrement, l'on peut considérer qu'un citoyen responsable et conscient de son rôle, va exercer son pouvoir et faire valoir ses droits et des devoirs : il fait une carrière citoyenne dès son arrivée au monde jusqu'au moment où il le quittera. Aller voter, c'est un acte militant de cette carrière. Et ce n'est plus un acte idéologique de participation ou de connivence à un régime, la culture politique aidant. Mais est-ce toujours possible dans un avenir hyper-connecté géré par le Big Data,

Une carrière d'entreprise est directement sous les ordres d'une administration d'entreprise parfois incarnée en la personne personnalité de ses dirigeants. Le maître-mot, c'est faire des bénéfices et selon des stratégies de productivité dictées d'en haut par ceux qui savent. En aval, il y a une embauche et un consentement. Il est évident que la citoyenneté publique est restreinte ou suspendue dans le temps et l'espace de l'entreprise : la souveraineté de l'être se plie à une forme d'aliénation acceptée ou subie de la personne. Plus précisément, les conceptions de la liberté, de l'égalité et de la fraternité peuvent être différentes voire contradictoires entre l'espace social commun et l'espace social restreint de l'entreprise. Le point d'articulations est celui de la discipline, de l'autonomie de pensée et des espaces de dialogue. Cette psychologie politique de la hiérarchie et de la discipline indique une éthique commune pour que les deux contrats citoyen et professionnel soient humainement compatibles. Cette éthique tient à une maturité psychologique de la personne, et à une compétence psychopolitique du citoyen.

Une maturité politique et le bien-être

Dix-huit ans est l'âge légal de la majorité en France pour être un citoyen de plein droit, et la personne le restera jusqu'à son décès. Tous les citoyens sont égaux en droit et en devoir. Avant ses 18 ans, la personne est sous la protection des adultes et de l'État ; ses responsabilités sont atténuées. Un citoyen peut être déclaré « incapable majeur » après une décision de justice pour être protégé. Il n'aura plus le plein exercice de ses droits civiques, tout comme une personne placée temporairement sous protection par une mesure de tutelle ou de curatelle (en cas de maladie par exemple). Un citoyen ayant porté atteinte aux règles d'équité civique (par exemple, fraude électorale), peut être condamné à la suspension temporaire de ses droits civiques. L'on parle d'indignité. Certains régimes peuvent décréter une sanction punitive en destituant une personne de sa citoyenneté voire la déclarer apatride. Ces mesures sont héritières d'une tradition d'excommunions, de relégation ou de reniement familial.

La personne naît avec un état civil qui se complète à l'âge de la majorité, par une citoyenneté de plein droit selon le principe du droit du sang ou du sol. Et tout le monde aura une « carrière citoyenne » qui sera remarquable à condition de le vouloir en toute conscience, pour soi et à sa manière. L'école prépare à la double carrière citoyenne et professionnelle. C'est aussi une « institutionnalisation tacite » de la personne dès son arrivée au monde comme bébé et puis comme adulte par tout un dispositif complexe familial, culturel et idéologique pour une carrière familiale, culturelle ou idéologique c'est-à-dire politique au sens large.

> « A quinze ans, je résolus d'apprendre. A trente ans, j'étais debout dans la Voie. A quarante ans, je n'éprouvais plus aucun doute. A cinquante ans, je connaissais le décret du Ciel. A soixante ans, j'avais

une oreille parfaitement accordée. A soixante-dix ans, j'agissais selon mon cœur, sans pour autant ne transgresser aucune règle. » *Entretiens (de Confucius)*, II, 4. (Traduction d'Anne Cheng, Paris, Seuil, 1981).

Anne Cheng du Collège de France (In : *Histoire de la pensée chinoise*, Paris, Ed. Seuil, 1997, p.58) ajoute en citant cet extrait : « La dernière phrase de ce passage trouve un écho dans les propos du peintre Henri Matisse, alors âgé de plus de soixante ans : 'j'ai travaillé quarante ans sans interruption ; j'ai fait des études et des expériences. Ce que je fais maintenant est issu du cœur.' Ou comme le dit le philosophe Gilles Deleuze : 'il y a des cas où la vieillesse donne, non pas une éternelle jeunesse, mais au contraire une souveraine liberté, une nécessité pure', Cf. *Qu'est-ce que la philosophie ?* Paris, Ed. de Minuit, 1991, p.7.

Et l'on n'est pas la même personne citoyenne à 18 ans, à 30 ans, à 70 ans pour une même citoyenneté légale. Il y a donc la citoyenneté et la personne avec ses différents fonctions et rôles au long de son existence. Sa psychologie change aussi selon les façons de manier l'abstraction-le symbole et la réalité-le concret, entre ce que l'on pense, ce qui doit être et ce qui est. Je dis ainsi que la carrière sociale de la personne est la somme cumulée de plusieurs autres carrières menées simultanément ou successivement : carrière citoyenne, politique, professionnelle qui donne à voir des identités de même nom. L'expérience sociale et politique compte.

Nous sommes tous des *Homo politicus*.

La maturité physio-biologique, psychologique et sociologique de la personne signifie aussi une maturation cognitive et politico-sociale : c'est le fonds de la carrière citoyenne de chaque personne. En fixant à 18 ans l'âge de la majorité citoyenne, la norme générale considère la personne en tout point mature. Avant c'était fixé à 21 ans. L'on évoque aujourd'hui l'âge de 16 ans. Cela veut dire qu'il n'y a pas de critères objectifs et décisifs pour définir la maturité psychopolitique par rapport à une immaturité. Ces fixations d'âge sont probablement déterminées par des facteurs économiques ou idéologiques ou démographiques. Deux points sémantiques méritent une observation. D'abord, la maturité se raisonne en matière de responsabilité juridique prenant appui sur un éprouvé psychologique : le sentiment de culpabilité et la notion du punissable. L'on est dans un dispositif psychopolitique d'une image pleine et entière de soi. Ensuite et avant les 18 ans, la personne est en minorité qui est aussi une référence antithétique à la notion de majorité que la personne aura à se positionner.

La notion du narcissisme décrit une mise en mouvement de différenciation et un résultat – l'identification et l'identité – et elle contribue à l'idée d'entité comme un état que la culture connaît depuis les temps anciens jusqu'à nos jours.

> « Le *narcissisme* désigne l'amour de soi en référence au mythe grec de Narcisse tombé amoureux de sa propre image. En psychanalyse, le concept de narcissisme est élaboré par Sigmund Freud en tant qu'étape du développement de la libido au cours de la formation du moi conçu comme objet d'amour. En psychiatrie, il figure à titre classificatoire de type de personnalité, dans le *Manuel diagnostique et statistique des troubles mentaux* (DSM-5). Le terme est aussi utilisé au sens psychologique courant d'une estime de soi ou d'une confiance en soi excessive, voire de l'égocentrisme ou de l'égoïsme. Dans une discipline comme l'histoire, la notion de narcissisme peut s'appliquer à l'observation de tendances actuelles des sociétés modernes occidentales. » Cette définition résume un savoir du sens commun.

<https://fr.wikipedia.org/wiki/Narcissisme>

La mythologie est un corpus de récits collectifs à partir des croyances populaires répondant à un besoin de savoir. À cette époque lointaine sans écriture, l'imaginaire collectif se projetait sur des figures remarquables, immortelles et protectrices. Cela avait permis aux hommes mortels de construire leur humanité par le sacré et par le permanent devant l'inconstance et l'éphémère du profane. C'était à un temps où l'espérance de vie n'excédait pas 30 ans. Le récit mythologique contribuera à la construction « en dur » de la religion et d'une culture collective comme la superstructure mentale d'une agriculture païenne et saisonnière des chasseurs-cueilleurs nomades du début de notre humanité. Tous les peuples ont eu leur mythe identitaire des origines pour se fixer sur un territoire. L'imagerie collective ancienne alimente l'image actuelle de nous-mêmes. L'on revisitera les œuvres de Georges Dumézil (1898-1986) « *Mythes et Épopée* », 3 tomes entre 1968 et 1973, Gallimard et plus récemment celui de Yuval Noah Harari : « *Sapiens : une brève histoire de l'humanité* ». 2011. Édition française, Paris, Albin Michel, 2015.

Le narcissisme est un mécanisme psychologique d'identification et de distinction entité/identité. Le Moi-Je est capable d'affronter le temps qui avance et qui le fait changer : le Moi-je améliore ses espaces internes et externes devant les événements. Je considère la maturité comme l'expression réussie de cette évolution et c'est une disposition de la personne à répondre aux situations en restant stable, souple et autonome pour envisager l'avenir. Pour emprunter une notion de la psychologie bouddhique, le changement c'est le facteur constant de l'impermanence des états – l'on peut dire aussi de la métamorphose – qui fait progresser. Le changement ne s'arrêtant jamais, c'est la permanence de l'impermanence. L'homme est en mouvement mais il reste le même ; la vie est un renouvellement que l'on ne peut définir par l'endroit où cette roue des événements s'arrêtera ou bien devait commencer. La symbolique de citoyenneté est « permanente » pour permettre à chaque citoyen d'en faire évoluer sa pratique. Par extension, la vertu publique est une valeur humaine en mouvement et par ce mouvement, elle se bonifie sans cesse ; l'homme est un être bon et vertueux et c'est ainsi que la vertu du bien-être n'est pas opposable au vice mais qu'il n'y aura jamais une norme fixe et fixée d'avance qui justifie que les hommes la défendent comme une moralité immuable, sans l'améliorer.

Le civisme est une déontologie citoyenne.

--- oo ---

La théorie psychanalytique de S. Freud considère le narcissisme comme un des mécanismes de formation du Moi. Elle décrit l'évolution vers la maturité du narcissisme primaire en secondaire. Par extension, la notion de narcissisme tertiaire donnerait davantage une place de l'éthique pour parfaire cette maturité plus que la fonction « répressive » du Surmoi sur le Moi. J'ajoute à cette théorie la greffe d'une passerelle transculturelle. L'anthropologie bouddhique envisage l'Ego comme une agrégation « politique » de Cinq Agrégats. L'homme tourne en rond à cause de ses ignorances, de ses souffrances de manque et du désir sans fin de le combler. Le but existentiel de l'humain est de vivre un « *Nirvana* » décrit comme des instants renouvelés de bien-être et de liberté. Il quitte l'emprise du monde et des mots par le mouvement de lâcher-prise et de détachement grâce à un désir éthique et altruiste désintéressé. Cf. Luong Can-Liêm : *Anthropologie bouddhique. Apprendre, comprendre, partager*. Paris, Les Impliqués, 2018. Cette notion d'agrégation systémique organo-dynamique se retrouve dans les conceptions d'Henri Ey (1900-1977). L'Ego dispose des instruments fondamentaux pour « regarder et se regarder, puis réfléchir et se réfléchir », c'est-à-dire les instruments du narcissisme nécessaire à une politique d'identification et d'identité, d'abord individuelle puis collégiale et enfin collective (le narcissisme tertiaire). Ce mouvement d'agencement est politique, d'où la proposition d'un narcissisme politique et stratège qui organise ses intérêts. L'*Homo politicus*.

Ainsi, il y a trois niveaux d'organisation de maturité du narcissisme.

D'abord, la composition du Moi vient de la condensation physiologique et psychoaffective des Cinq Agrégats par ses éléments (Cf. *Infra*) en une entité organique autonome. Puis le Moi passe la phase du narcissisme primaire au développement personnel du narcissisme secondaire selon ses intérêts stratégiques et pour profiter de son environnement. C'est aussi la construction de l'altérité : il dit « Moi et l'Autre » ; « quel est l'objet qui nous occupe ensemble ? ». Mais l'autre est aussi dans son narcissisme. C'est ainsi qu'à la faveur de cette maturation, la personne porte un intérêt au monde et pour un monde parce qu'elle prend conscience de son intégration. Il perçoit l'anonymat – le sans nom – comme un sans limité qu'il peut nommer. La personne sera alors capable de dire en son nom, le ON : tantôt c'est le On indéfini, tantôt le On, c'est nous d'un narcissisme collectif. Chaque personne sera capable de parler des généralités, et aussi de parler de soi en général. Ce narcissisme collectif internalisé – à l'origine du sentiment de territoires, du chauvinisme, du patriotisme ou sa déviance : le racisme… – apporte à la personne, la certitude de sa place dans le monde (une identité nationale) et elle s'y sent à l'aise par une identité civique commune d'être ensemble (on est tous concitoyens). Le raisonnable et le convenable, c'est-à-dire la politesse, le conventionnel, reflètent la civilité du narcissisme collectif chez l'homme avec lui-même ; cette humanité n'est ni réactionnaire, ni conservatrice mais pacifiquement progressiste car sa psychologie politique est d'agencer le bien-être par des petits pas concrets en s'appuyant sur l'intelligence collective et la maturité politique de groupe. Le moteur de cette maturation tient d'une stratégie politique interne, que j'appelle le narcissisme politique.

L'agrégation du narcissisme tertiaire des citoyens en un narcissisme collectif forme une conduite qui sera caractéristique de la citoyenneté ; ce marquage d'identité rencontre la démographie et des groupes d'âges différents. C'est une agrégation qualitative, quantitative et séquentielle : un citoyen de 18 ans a une valeur politique égale qu'un citoyen de 80 ans « qui avait fait toutes les guerres » mais ce dernier est plus « estimable » que le premier car il peut témoigner des expériences de sa citoyenneté. Inversement, cette agrégation par sa complexité peut dédouaner un anonymat individuel et altérer le sens de la responsabilité, d'où une éthique nécessaire pour rappeler la souveraineté d'une décision personnelle et collective. Un citoyen *lambda* peut même justifier ses déchets hors des poubelles disant que son geste crée des emplois. Cynisme. Dès lors, l'invention de la démocratie est une invention de règles éthiques pour adapter les narcissismes collectifs aux impératifs du vivre ensemble contre le chaos et contre les égoïsmes individuels, catégoriels pour que l'on ne se cache pas derrière un environnement anonyme. Et le vivre ensemble aujourd'hui est à l'échelle de la planète. Les prises de décisions égocentrées par un narcissisme collectif, mais fermées aux catastrophes annoncées du changement climatique, prouvent l'extrême fragilité des processus démocratiques. Dans ce processus, le hiatus entre Moi et les Autres, entre un pays et une pensée universelle, est encore béant.

L'agrégation d'un Moi biopsychosocial

La mondialisation culturelle enlève les cloisonnements ; les idées circulent et s'échangent comme des œuvres d'art.

Comment l'anthropologie bouddhique envisage-t-elle la constitution de la personne ? C'est l'assemblage de « *Cinq Agrégats d'attachement* ». Et il contribue à une approche holistique de la personne.

D'une part, une personne est en équilibre – selon l'homéostasie de Claude Bernard – en agrégeant cinq déterminants dont chacun est composé lui-même d'éléments élémentaires factoriels. En langage moderne, nous avons l'agrégat de la matière organique, les deux agrégats combinés des perceptions et des sensations, l'agrégat des compétences neuropsychiques élémentaires et l'agrégat de la conscience pour penser, calculer et parler. Dès le départ, chacun des agrégats par ses composants élémentaires est en mouvement dans l'espace, dans le temps et dans la signification. C'est la théorie de la constance de l'impermanence du bouddhisme qui est une autre manière de décrire un système d'énergie thermodynamique du vivant. D'autre part, cette personne homéostatique est en équilibre avec son environnement quand elle s'engage en conscience dans sa « carrière citoyenne » grâce aux Cinq Agrégats.

C'est une autre manière de décrire la santé bio-psycho-sociale.

Classiquement, « *l'Agrégat de la matière* » signifie l'agrégation des matériaux à l'origine du vivant. À l'époque de la description princeps, ce sont quatre éléments « la Terre, l'Eau, le Feu et l'Air » porteurs de qualité : protéiforme, fluidité, chaleur et enveloppement, qui les relient selon une métaphore naturaliste. Par exemple, l'air pousse les nuages sans forme qui nourrissent par les pluies, la terre que le feu fertilise. Ou bien, le corps humain est fait de matière qui a besoin d'eau, de l'air et de l'énergie vitale pour croître. De façon plus moderne, ce sont les molécules organiques, l'eau, l'énergie et les gaz. L'homme est fait de molécules agrégées en organes, en organismes puis en corpus qui sont ensemble en équilibre. C'est de la biologie : le corps humain a besoin d'oxygène, de matières organiques et de matériaux non organiques immatériels (des informations au sens large). Si la combinaison des composants est déséquilibrée ou défaillante, la santé est abîmée à terme chez la personne ou pour des groupes entiers de population (famine et disette d'autrefois, malnutrition, dénutrition ou mauvaise hygiène alimentaire d'aujourd'hui). Concrètement, une personne en hypoglycémie montre des troubles du caractère, des sensations et des perceptions, et une hypoglycémie prolongée peut provoquer un coma. Qu'en est-il des pollutions au niveau moléculaire ? Cela peut être la base des comportements du Moi-Je (l'Ego) et des phénomènes de l'ordre d'une conduite psychopolitique individuelle ou collective « inconsciente ou involontaire », non intentionnelle. Dans l'histoire française, l'on peut penser que la famine de 1788 a été à l'origine de la Révolution de 1789. Il y a bien d'autres exemples.

« *Les Agrégats des sensations et des perceptions* » forment un binôme dont la complémentarité marque l'écart entre le subjectif et l'objectif. Dans sa description originelle, l'enseignement bouddhique les distingue à partir des six organes sensoriels : les yeux, le nez, la bouche-la langue, les oreilles, la peau-le toucher et surtout l'esprit-la pensée (l'organe mental). Par exemple, la sensation de penser permet de percevoir les objets de la pensée. Cela fonctionne parce que l'agrégat de la matière en est le support. Par rapport au « personnage » de Narcisse, sa sensation de voir une image est accompagnée de sa perception que cette image est bien une image mais aussi une image de lui-même. Cette phénoménologie psychologique est une organisation « politique » interne d'identification. C'est ainsi que les messages et les images (publicitaires, politiques, affectives) interfèrent aussi directement, étayés par les autres agrégats. En gardant ces notions et par anthropomorphisme, un « corps national » dispose aussi des organes primaires de ce type avec d'autres organes qui lui seraient propres. Et c'est ainsi que l'on repère des goûts gastronomiques typiques des gens, des familles et des régions. Et chaque pays, son emblème. Ou bien, la subjectivité collective à l'origine de la démagogie ou des théories du complot.

« *L'Agrégat des compétences et aptitudes mentales* » coagule des agrégats de la matière, des sensations perceptions. Ce sont des capacités premières des appareils organiques comme la capacité du goût qui permet d'aimer les bons plats, celle du poumon de sentir l'air pur, du tube digestif à digérer, de l'esprit à être curieux et à produire des objets mentaux, de la voix à chanter… Ce sont des compétences à interpréter, à transformer, à travailler – c'est-à-dire convertir un état en un autre, un son en musique, un désir en actions. L'agencement psychopolitique se complexifie en capacité transformative : Narcisse peut identifier et s'identifie dans l'image qu'il voit par ses yeux à la surface de l'eau. Les traductions littérales l'appellent aussi « l'Agrégat des formations mentales ».

« *L'Agrégat de la conscience* » est la compétence de se rendre compte. L'on a conscience de ce que l'on voit, réfléchit, parle et en même temps, par quel organe et quel instrument. Dit de façon plus moderne, c'est le mécanisme de l'objectivation par le langage, la construction du sens et l'analyse par le métalangage. Narcisse reconnaît une image qui lui ressemble et il pose la question de l'identique et de la symétrie. Mais l'image lui fait aussi poser la question : est-ce que j'aime ce que je vois ? C'est-à-dire est-ce que j'aime l'image, ou que j'aime l'image qui est la mienne, ou que j'aime celui qui fabrique cette image qui est moi ? Et corrélativement, je suis confronté aux images que les autres me donnent à voir. L'organisation psychopolitique se complexifie avec la construction de (l'image de) l'autre par la conscience de la conscience.

L'on peut considérer *a priori* que cette anthropologie bouddhique du Moi soit la base psycho-physiologique de la construction de l'image de soi. De cette sorte, elle donne du sens du mythe de Narcisse qui est une parabole permettant d'instruire la théorie psychologique du narcissisme. Ce mythe est parlant pour toute l'humanité parce qu'il fait parler « le miroir » permettant de dire que le narcissisme est un mécanisme premier de l'homme pour s'identifier dès qu'il a fait fonctionner la parole. Ce mécanisme premier construit en accéléré le bébé qui se voit dans le regard des adultes puis dans le parler. Comme le narcissisme organise un commandement identitaire et souverain du rapport d'altérité, sa fonction psychologique est d'être politique et gestionnaire.

Le narcissisme, c'est l'autorité biopsychosociale de la carrière citoyenne.

La vie de (futur) citoyen commence dès le berceau par l'éducation, et la personne entame sa pleine carrière de citoyen à 18 ans par la reconnaissance légitimée de la majorité légale. On parle de son plein pouvoir d'être lui-même. Le Soi social, c'est le « narcissisme politique individuel » par les expressions génériques de statut général : « j'ai le droit, j'ai des devoirs, j'ai du pouvoir, je décide ce que je veux ». Ces expressions politiques s'installent dans le mental très tôt dans la vie à partir d'un effet de miroir venant de la famille qui se présente comme un modèle de société restreinte non anonyme. Plus tard, la société générale et anonyme va envelopper la personne mature et inclure son narcissisme politique individuel dans « le narcissisme politique collectif » qui forme le fonds psychopolitique de deux états : d'abord l'adaptation ou l'accommodation de la personne aux réalités et ensuite l'identité d'appartenance par les notions de peuple, de nation, d'identité culturelle à l'intérieur desquelles, chacun peut débattre en connaissance de cause de son vécu citoyen. Par exemple, la diversité culturelle dans une république une et indivisible.

Le narcissisme politique individuel

Le narcissisme arrivé à maturité organise ses relations équilibrées au monde extérieur de son Soi intime, stable, intelligent et sûr de lui. C'est un mécanisme psychosocial qui s'est développé à partir d'une compétence psycho-organique au fil des années et des expériences. Il a appris à considérer les contextes, les corps et corpus, les mouvements de hiérarchie et d'ordre de commandement, le statut des protagonistes… La finalité est de construire un devenir par rapport à un « à-venir ». Le narcissisme mature connaît le relativisme objectif. Dit autrement, ce narcissisme fonctionne dans une politique d'intérêt de soi de façon ouverte et efficace en tenant compte de l'intérêt général. La question posée est stratégique et tactique : comment opérer pour des intérêts conjoints partagés ou bien c'est selon l'adage éthique : la fin justifie les moyens. Dit autrement encore, l'efficacité du narcissisme doit tenir compte de l'éthique générale, et la personne d'avoir l'éthique « dans le corps ». C'est la fonction éducative de toutes sortes d'environnement sur le narcissisme pour ne pas pervertir des situations et ne pas figer des égoïsmes comme une fin en soi. La vertu civique, c'est être intelligemment raisonnable et convenable. La carrière citoyenne se forge une déontologie.

Il y a une psychogenèse du narcissisme qui est un mécanisme d'identification par ses trois phases de maturation, l'un s'emboîtant à l'autre sans l'exclure : le narcissisme primaire, secondaire puis tertiaire. Ce sont des étapes de maturation où la personne bébé et enfant a d'abord eu besoin de l'autre pour exister, puis pour être quelqu'un parmi les autres et enfin pour être un individu unique avec les autres aussi uniques que lui. L'on construit l'ouverture d'esprit. Du langage commun, on dira qu'à ce moment-là, la personne sait penser (aussi) aux autres et son altruisme repousse les tendances purement égocentrées des temps d'avant. Si la générosité sert à acheter les autres ou une situation, ce serait une manœuvre égocentrique cachée. L'altruisme – qui n'est pas du sacrifice – n'exclue pas de savoir penser à soi, et c'est une posture politique étayant le comportement de solidarité nécessaire au bien-être général et contre les tentations corporatistes exclusives.

Le narcissisme primaire est le pivot de l'agrégation du Moi de la personne dès le bébé qui (se rend compte qu'il) se voit dans le regard et les paroles de sa mère, de ses parents puis de son entourage bienveillant. Le comportement de ces adultes imprime « inconsciemment » au plus petit qu'eux, les limites des lois de < liberté, d'égalité, de fraternité >. On parle des règles culturelles d'éducation ; l'enfant les intègre à petites doses comme les limites du cadre. La relation affective est d'emblée culturelle, hiérarchique et politisée, plus connue sous le principe positif d'apprentissage à l'autonomie. La famille est *in fine* une petite société organisée, non anonyme avec ses règles hiérarchiques (assez) définies et heureusement sécurisée par une histoire affectueuse de filiation. C'est une pulsion de vitalité par la socialisation. Les règles en famille précisent les conditions de liberté et de discipline ; les rapports aux aînés sont hiérarchiques ; la fraternité et les générations sont solidaires. L'éducation à la politesse est une éducation politique du maintien et du partage social au principe que ce qui est bien pour soi, le sera également pour tous. Ces actes apportent au narcissisme ce que la personne sera capable de penser et de faire pour elle. Ce jeu d'autorité est soutenu par un enjeu affectif au sein de la famille, ce qui sera plus élargi quand le jeune adulte citoyen abordera la « vraie » société anonyme avec ses lois et son statut face à l'étranger et à l'inconnu. Après la filiation vient l'affiliation. Est-ce que la République qui protège, aime ses citoyens et réciproquement ?

Ce narcissisme élargit son monde, se secondarise à partir du Soi-ego en identifiant l'Alter ego : un ami ? Un ennemi ? Comment apprendre la neutralité en politique ? Il sait prendre du recul avec soi, avec l'Autre qui fait office de miroir, mais un miroir imprévisible. Dans cette reconnaissance et la fabrique de l'Autre, *le narcissisme secondaire* met en place de nouvelles démarches d'alliance et d'intérêt parce qu'il se connaît mieux. Il s'ouvre, sait être tacticien. En face, cela peut être pareil. Cette évolution participe à la maturité, l'horizon s'élargit. Le mécanisme d'objectivation et de réification se fait grâce au langage symbolique qui opère une représentation mentale de la situation. Et l'abstraction apporte des images mentales d'une double représentation pour maîtriser la situation : représenter cet Autre comme un symbole et représenter les sentiments que cet Autre inspire. Les hommes disent des mots sur les uns et les autres, et ces mots deviennent des sources d'affection que chacun puisse y puiser pour son intérêt. Mais cette représentation peut anticiper une autre dimension politique de l'Autre comme une imprévisibilité : l'Autre se dévoile être un objet de puissance et son sentiment est malléable et changeant. Le narcissisme secondaire apprend aussi à être vigilant et chacun anticipe son avenir et son bien-être avec les autres, des partenaires affectifs ou utiles. L'idéologie fait son entrée comme une pensée collective d'un groupe ; elle propose son projet de société et désigne ses partisans, ses alliés, l'adversaire voire l'ennemi : c'est ainsi qu'elle décline son identité par des amis ou bien par des opposants et rarement par le neutre. Comme certains dogmes religieux proposent aussi le bien-être comme le salut de l'âme, l'écart entre le religieux et l'idéologie politique se voit dans les considérations éthiques sur l'ennemi ou sur le non croyant. Le *narcissisme tertiaire* choisira alors ses stratégies à partir de ses intérêts vis-à-vis de l'alter ego mais aussi par l'éthique. Il sait être raisonnable, convenable ; il peut s'effacer pour revenir après.

Le bien-être, ce n'est pas seulement pour se fortifier face aux imprévus, mais aussi d'assurer la quiétude du moment autant pour soi que pour une vie en groupe. C'est un idéal réaliste. Pour cela, le bien-être est d'abord un vécu immédiat dans une cohabitation intelligente. Le Nirvana ? Cette base est nécessaire pour une projection d'avenir toujours incertaine et inquiétante pour tous. L'on peut moins penser avec calme à partir d'une inquiétude. La famille assure fondamentalement le premier bien-être en assurant un espace de sécurité, de reproduction sociale et de transmission d'un savoir-vivre. La cohabitation en famille installe la réciprocité comme une norme à partir des compréhensions et des soutiens mutuels. Se mettent progressivement des espaces concentriques de liens extrafamiliaux qui vont distinguer en nuance les amis, des relations, des connaissances et des rencontres…

Le *narcissisme tertiaire* organise la politique d'intérêt de ces séquences et de ces espaces. Il fait le tri par un double décentrage cognitif et affectif : le Moi est capable de se mettre à la place de l'Autre sans lui prendre la place, ni abuser de la relation avec l'Autre pour son seul profit quel que soit le coût affectif. En société, c'est l'exercice de la délégation professionnelle, sociale et politique selon la situation de l'Autre. La confiance majore la pratique de l'abstraction, de l'anticipation et de la réciprocité. Le danger, ce n'est plus tellement l'Autre mais les aléas liés au partage de la confiance. La personne mature n'oublie pas les anciennes précautions narcissiques de ses stades primaire et secondaire. Ainsi, la réciprocité fait partie des vœux de bien-être, et elle s'attend à être déstabilisée par le quotidien, le concret et la différence. L'on devient politiquement souple et adaptatif en sachant bonifier la vertu des choses. Le principe d'équilibre est un impératif issu d'une mémoire archaïque sur le « pareil » pour la cohésion du groupe. Plus tard le groupe construit le sens moral, le « je suis votre pareil » est la base d'une psychologie d'équité parce que « tuer mon pareil, ce serait se tuer soi-même ». Avec le narcissisme tertiaire, le profitable pour soi des étapes précédentes s'ouvre à autrui en du partageable ensemble les choses c'est-à-dire le profitable pour tous devient un principe de fraternité. Le don à autrui à partir du don de soi est une marque de générosité. Ainsi, le pouvoir du narcissisme tertiaire, c'est renoncer à sa toute-puissance et civiliser ses prétentions originelles et archaïques : il devient raisonnable. Le « Nous » est en nous, en chacun de nous. Ce n'est pas une abdication. Le narcissisme tertiaire intègre l'éthique comme son propre miroir de ce qui est bon, bien et vrai pour lui et les autres. L'homme est sa propre norme, ce qui serait une manière de dire à la manière bouddhique, que le cœur de bouddha est en nous. *L'Homo politicus* est un être déontologique. Et si l'homme fait et vit sa norme, il sait être « raisonnable » et se comporter de façon convenable pour que le partage avec tous puisse se faire pour le mieux. Travailler pour réaliser l'idée d'égalité et d'équité, ce n'est pas faire de l'égalitarisme. De nouvelles lois arrivent, liant le droit, le devoir, le pouvoir et le vouloir. Le bien-être décline alors le vivre-ensemble. Aucun ne peut vivre quotidiennement sans cet idéal fédérateur de groupe. Et dans cette quête du mieux, une idéologie « raisonnable et convenable » viendra bonifier la vertu et l'éthique du bien pour tous. Par exemple, l'idéologie de la réconciliation franco-allemande après la Seconde Guerre mondiale apprise à chaque citoyen, a transformé le narcissisme politique individuel et modelé un nouveau narcissisme politique collectif. L'on a banni la notion d'ennemi héréditaire.

Le narcissisme politique collectif

Le narcissisme politique collectif, c'est organiser l'image identitaire de groupe avec l'image d'appartenir à cette identité. On se reconnaît comme membre pour penser, partager et agir au nom collectif. À la base, c'est la coagulation des narcissismes politiques individuels. L'on peut retrouver le sens donné à la conscience politique de classes voire à l'esprit clanique. C'est aussi l'état d'esprit des castes.

Le narcissisme tertiaire organise chez le porteur, ce décentrage de lui-même et crée une nouvelle symétrie entre lui-même et les autres grâce à la réciprocité qu'il partage. La personne renforce son autonomie d'être également conforme à l'image du groupe auquel elle s'affilie ; elle devient politicienne et tacticienne de son existence. Son identification au groupe la rend forte, cohérente et obéissante. Elle respecte et est respectée. La personne est dans l'anonymat mais ne se perd pas dans la masse, et sa psychologie n'est pas toujours emportée, ou aliénée par une « psychologie de la foule » selon l'expression de Gustave Le Bon. Chez elle, rencontrer « l'Autre » et « le Grand Nombre », c'est construire avec le qualificatif et le quantitatif, son corps physique et mental de citoyen ; le privé rencontre ainsi la majorité publique juxtaposant l'abstrait au concret, l'avenir au présent. L'histoire contemporaine a inventé la notion de « majorité silencieuse » pour que des personnes parlent à sa place. Ces derniers termes se croisent et travaillent le narcissisme comme une disposition politique arrivée à maturité. La notion d'un corps national est parlante ; le citoyen élabore sa théorie de l'individualité comme un citoyen mature qui sait vivre une citoyenneté indifférenciée. Le devenu citoyen sait que ses besoins, ses désirs, ses intérêts sont à hauteur des besoins, des désirs et des intérêts des autres, et il fait savoir cette équivalence. Le Soi intime s'est adapté au monde chaotique, l'individu occupe sa place de citoyen, l'égal de tous. Et il veut aussi s'occuper du monde en s'intéressant à la vie politique. Face à certaines situations, sort du lot une figure de héros. Cette figure condense le narcissisme politique collectif en un seul acte de sacrifice ou de volontariat comme un don total, corps et âme, de soi à son groupe. Chez le héros, le narcissisme politique individuel est confondu au narcissisme politique collectif. Il incarne la politique du groupe pour la réaliser. Et les hommes politiques veulent être des héros de l'histoire.

Psychologiquement, le « Moi-Je » a intégré le « On-Nous » dans son fonctionnement global. En synergie, ces deux instances traitent et assemblent quand il faut dire l'universel, le singulier et le pluriel, la spécificité et la généralité, l'exception et la norme. Le narcissisme politique collectif est intégré dans le soi-même. Et quand c'est incarné, c'est l'âme du soldat vis-à-vis de la nation en temps de guerre. Cela donne l'aptitude mentale à hiérarchiser et à fixer des stratégies d'intérêts et d'opportunité dans le dévouement. En plus léger, c'est l'attachement de l'ouvrier à son travail et par conséquent à son entreprise. Au sens opérationnel, il y a un calcul mental politique et stratégique de bien vivre. L'on parle de conduite intelligente pour faire des lois d'ordre général. Je considère que dans le mental, les pressions éthiques du Surmoi agissent sur le narcissisme pour sa maturité. Chez chacun, le « Moi-Je » et « On-Nous » placent ces lois générales par nécessité au-dessus de leur propre loi organique pour que dans l'appareil psychique, il n'y a plus (trop) de conflits désorganisateurs entre le Moi et le Nous. L'adaptation et la résilience sont voisines. Et cette puissance de cadrage est une autre forme de loi du « Grand Nombre » placée au-dessus des contingences existentielles, et qui porte désormais le sacré sous condition de légitimité. La fonction du « Grand Nombre » est à la fois une loi interne du Surmoi et une loi éthique externe du bien commun. C'est pour cette raison que nous postulons un lien entre la conscience éthique et l'esprit démocrate.

Par ce lien, l'identité narcissique collective forme une entité ; elle peut déclarer ses normes par un « acte politique d'état civil ». Par une homothétie du narcissisme individuel de ses membres, un groupe porte son identité narcissique collective qui s'exprime par des rites politiques d'organiser sa mission. Dans les temps troubles, l'on appellerait ce mouvement venant du groupe, « agir comme un seul homme ». C'est une forme de solidarité, voire de fraternité. On parle de l'intelligence collective qui dote le narcissisme politique collectif à écrire l'histoire pour donner une marque caractéristique du groupe. Cette pulsion intelligente cherche sa voie à partir de l'intuition d'une raison supérieure par laquelle l'humanité puisse être ensemble pour un même avenir. Pour cela, l'on peut comprendre la fonction psychopolitique de la religion dans le besoin culturel de se rassembler.

La religion condense une pensée collective sur le Sacré et affirme l'existence de la Raison supérieure, le Divin. Elle confirme la quête populaire. En expliquant le monde et en rendant possible l'idée d'être ensemble pour l'éternité (pour produire et reproduire), la formalisation d'une pensée collective en religion apporte une force et une rationalité sécurisante, convaincante. La religion (et son appareil idéologique) a longtemps été la référence exclusive de gouvernement total – espèce, corps et esprit – à partir d'un dogme collectif et centralisé pour tous. La Bible servait de base de gouvernement pour le monde occidental. Puis, il y a eu la curiosité humaine et les pulsions politiques à l'émancipation, à la créativité et à l'innovation. Avec les Lumières, le sentiment religieux est compris comme un sentiment privé de croyance. Aujourd'hui, le religieux est un sentiment intime pour une gouvernance de l'esprit par choix. Il effectue un retour dans le public, et veut réaffirmer par un effet de nombre son identité politique d'autant plus forte qu'elle porte une référence historique.

Si la religion se pose aussi comme une idéologie politique de gouvernement, elle désigne son ennemi. Si la religion pose la tolérance, elle ouvre la porte à une éthique de consensus de pensée entre les croyants et les non-croyants qui ne franchissent pas cette porte. Dans la citoyenneté, il n'y a ni ennemis, ni croyants, ni non croyants parce que c'est une identité de naissance. La laïcité n'est pas une contre-religion. Elle est une pensée collective moderne sans divinité avec ses rites démocratiques et ses codes de maintien social pour des citoyens responsables. La laïcité est caractérisée par le respect des différences et le principe de la non intrusion.

Le Moi-Je a pris de la maturité politique en intégrant le On-Nous dans son dispositif fonctionnel pour renforcer le narcissisme tertiaire dans son rapport au monde. Depuis son intégration au monde, les deux narcissismes politiques – l'individuel et le collectif – fonctionnent ensemble comme un même moteur qui coordonne les différentes formes du narcissisme. Le citoyen participe à la vie de la cité. Il ne se sent pas dépossédé des événements, et même peut revendiquer ses droits à vivre dignement dans la cité. Et il y aura des excès, parfois à cause des narcissiques égocentrés.

L'intelligence collective et universelle

Le narcissisme politique organise une « cohabitation » à deux voilures entre l'intérêt privé et le bien commun. Ainsi, une personne aux opinions minoritaires se conforme aux décisions de la majorité ; elle reste elle-même sans s'exclure du groupe. L'amour-propre narcissique est « raisonnable et convenable » devant son propre esprit démocrate. Cette conscience permet à une personne de ne pas être d'accord avec une loi mais de l'appliquer par sa fonction. C'est ainsi que l'on sait respecter la neutralité de la magistrature comme « une personne morale ». Le narcissisme politique protège l'architecture et l'image d'un dispositif organisé pour tous contre les assauts individualistes ou idéologiques.

Le narcissisme politique nomme l'identité politique en projetant dans le même miroir le légitime et le légal qui identifient la chose juste. L'éthique publique contrôle cette projection, et sert de miroir de vérité. Le couple légitimité-légalité valide l'entité et lui donne un statut et le pouvoir de faire. Pour une personne ayant un statut et une fonction précise, cette éthique s'appelle la déontologie : elle obéit à elle-même grâce à ce narcissisme politique. Le lien est fait entre l'identité collective scellée par le narcissique politique et l'éthique publique universelle pour tous. (In : Louis Moreau de Bellaing : *La légitimation du pouvoir. L'un sans l'autre*. Paris, L'Harmattan, 2005).

Au cours du chemin de sa construction, l'éthique politique doit répondre aux situations concrètes et savoir ce que pense la communauté et comment elle organise sa pensée : l'éthique politique examine chaque idéologie qui se déclare, et non le contraire.

L'idéologie est le fruit d'une culture politique dans un moment historique donné. Elle fournit un système de pensée qui propose ses conceptions du monde social comme une règle commune. Elle tente toujours de dire sa lecture de la réalité à tous comme des vérités, en usant d'une éthique partisane du pour ou du contre. L'objectif est d'avoir ou de prendre le pouvoir pour le bien de tous, pour le « Grand nombre ». C'est son vœu moral et l'idéologie joue avec le raisonnable et le convenable. La tentation autoritaire d'avoir raison vient. Pour cela, une idéologie a besoin d'une procédure de légitimation (qui peut être pacifique, formelle ou violente). Son canon éthique fait basculer le pour et le contre dans le registre du bien, du juste et du sacré. L'idéologie échappe alors à sa matrice culturelle et la subvertit pour contrer les critiques. L'idéologie bolchevique une fois au pouvoir produira son éthique pour faire valoir sa justesse.

L'identité politique est collective. Par un mécanisme narcissique, elle peut cristalliser un item de différentes manières et sous une multitude de formes, en créant elle-même des circonstances favorables à sa pérennité, groupe identitaire par groupe identitaire. Les items peuvent dire l'identité idéologique, religieuse, culturelle, syndicale, nationale ou par catégories d'intérêts… Au nom de la trilogie < Liberté, Égalité, Fraternité >, c'est la liberté d'expression et de réunion qui prévaut. L'idéologie s'en saisit et rationalise son système de pensée et s'organise en appareil de prise de pouvoir : c'est le patriotisme, le régionalisme, le chauvinisme, la préférence nationale, la discrimination positive, le populisme, la suprémaciste, la négritude… L'ambition d'une telle idéologie, c'est de créer une identité politique (par exemple, il n'y avait plus de Russes mais des Soviétiques), d'avoir des citoyens partisans ou militants. Dans la situation actuelle, la technologie intervient et aujourd'hui l'Intelligence Artificielle va créer des profils de citoyens. Il y aura un moment où les notions du raisonnable et du convenable seront détournées en utilisant des critères de typicité pour sanctionner le citoyen atypique comme un déviant, c'est-à-dire amputer l'individu de sa liberté d'être lui-même.

La population est instruite, elle fait preuve d'innovation. C'est son intelligence collective. Le narcissisme politique va créer un effet de retour « pédagogique » par un deuxième miroir sur le fonctionnement entre l'individuel et le collectif. C'est la lecture personnalisée – narcissiquement parlant – des thèmes politiques de < la Liberté, l'Égalité, la Fraternité > comme des thèmes du vécu de vertus pour déterminer la trilogie < le Vrai, le Bien, le Beau >. Les citoyens sont égaux en droit, et chacun a le droit d'être unique. C'est cela le défi démocratique universel conduit par le projet d'une santé pour tous, qui transite par la santé politique.

Alors, les narcissismes primaire, secondaire puis tertiaire étudient et profitent des conditions de liberté, d'égalité et de fraternité pour trouver ses opportunités de vie. Aujourd'hui, les citoyens s'estiment déconsidérés ou déclassés ; ils s'adressent à l'État gestionnaire de la société et des entreprises pour leur qualité de vie à niveau « raisonnable » pour vivre « convenablement ». La notion du bien commun fait un retour comme une demande de lien entre l'identité collective et l'éthique publique.

Nous atteignons une dimension éthique du narcissisme politique collectif qui ne peut pas être idéologisé. C'est peut-être ce qui se passe avec les mouvements écologiques en Europe et dans le monde face aux effets multiples et sans limite du changement climatique.

L'intelligence universelle s'identifie à l'éthique d'une planète propre des pollutions et des corruptions.

L'intelligence artificielle s'arroge les compétences de l'intelligence universelle de l'humanité.

Les effets sur le mental du réchauffement climatique et de la disparition de certaines espèces, nous mettent devant une praxis inédite devant concilier le nouveau triptyque < *le légal, le légitime et la vertu* > à cet ensemble < *la liberté, l'égalité, la fraternité* > et < *le vrai, le bien, le beau* > du monde d'avant. Par exemple, comment décliner en synergie ces trois triptyques devant le problème général des déchets (y compris les déchets nucléaires et plastics) ou bien l'urbanisation de la planète ou bien l'inégalité entre le citoyen rural et le citoyen urbain ? La division mondiale du travail indique un nouvel aménagement équilibré de la planète comme territoire.

Une géopolitique pousse au vœu utopique d'une « *géoéthique* » non partisane.

Faut-il commencer par l'humain à la base de tout, si l'on croit Confucius ?

> « [les hommes] qui voulaient organiser l'État, réglaient leur cercle familial ; ceux qui voulaient régler leur cercle familial, visaient d'abord à développer leur propre personnalité ; ceux qui voulaient développer leur propre personnalité rendaient d'abord leur cœur noble ; ceux qui voulaient ennoblir leur cœur rendaient

> d'abord leur pensée digne de foi ; ceux qui voulaient rendre leur pensée digne de foi perfectionnaient d'abord leur savoir » d'après *Encyclopédie des religions* de Gerhard J. Bellinger (ISBN 978-2-253-13111-3).
>
> « Entre les Quatre Mers, tous les hommes sont frères. » (*Entretiens*, XII, 5).

L'on apprend aux générations futures la propreté et la probité si aujourd'hui, on l'est déjà dès aujourd'hui avec son environnement et avec soi-même.

Au fond, l'avenir est fondamentalement inscrit dans la conscience collective de l'humanité porteuse d'une éthique profonde garante de la santé et du bien-être. L'exercice citoyen du droit, de devoirs et de pouvoir suivra pour bâtir sans cesse cet avenir.

Le paradoxe de la santé globale est peut-être son silence sur la question des déchets, une notion intellectuellement recevable mais psychologiquement rébarbative voire répulsive.

Annexes

https://www.conseil-national.medecin.fr/medecin/devoirs-droits/serment-dhippocrate

La déclaration de Genève (1948-2017)

La déclaration de Genève également intitulée Serment du médecin figure en annexe du code de déontologie médicale. Cette déclaration a été adoptée par l'assemblée générale de l'Association médicale mondiale en 1948, elle a fait l'objet de plusieurs révisions, la dernière date d'octobre 2017.

« En qualité de membre de la profession médicale Je prends l'engagement solennel de consacrer ma vie au service de l'humanité ;

Je considérerai la santé et le bien-être de mon patient comme ma priorité ;

Je respecterai l'autonomie et la dignité de mon patient ;

Je veillerai au respect absolu de la vie humaine ;

Je ne permettrai pas que des considérations d'âge, de maladie ou d'infirmité, de croyance, d'origine ethnique, de genre, de nationalité, d'affiliation politique, de race, d'orientation sexuelle, de statut social ou tout autre facteur s'interposent entre mon devoir et mon patient ;

Je respecterai les secrets qui me seront confiés, même après la mort de mon patient ;

J'exercerai ma profession avec conscience et dignité, dans le respect des bonnes pratiques médicales ;

Je perpétuerai l'honneur et les nobles traditions de la profession médicale ;

Je témoignerai à mes professeurs, à mes collègues et à mes étudiants le respect et la reconnaissance qui leur sont dus ;

Je partagerai mes connaissances médicales au bénéfice du patient et pour les progrès des soins de santé ;

Je veillerai à ma propre santé, à mon bien-être et au maintien de ma formation afin de prodiguer des soins irréprochables ;

Je n'utiliserai pas mes connaissances médicales pour enfreindre les droits humains et les libertés civiques, même sous la contrainte ;

Je fais ces promesses sur mon honneur, solennellement, librement. »

--- oo ---

Le Serment d'Hippocrate

Le texte est revu par l'Ordre des médecins (France) en 2012.

« Au moment d'être admis(e) à exercer la médecine, je promets et je jure d'être fidèle aux lois de l'honneur et de la probité.

Mon premier souci sera de rétablir, de préserver ou de promouvoir la santé dans tous ses éléments, physiques et mentaux, individuels et sociaux.

Je respecterai toutes les personnes, leur autonomie et leur volonté, sans aucune discrimination selon leur état ou leurs convictions. J'interviendrai pour les protéger si elles sont affaiblies, vulnérables ou menacées dans leur intégrité ou leur dignité. Même sous la contrainte, je ne ferai pas usage de mes connaissances contre les lois de l'humanité.

J'informerai les patients des décisions envisagées, de leurs raisons et de leurs conséquences.

Je ne tromperai jamais leur confiance et n'exploiterai pas le pouvoir hérité des circonstances pour forcer les consciences.

Je donnerai mes soins à l'indigent et à quiconque me les demandera. Je ne me laisserai pas influencer par la soif du gain ou la recherche de la gloire.

Admis(e) dans l'intimité des personnes, je tairai les secrets qui me seront confiés. Reçu(e) à l'intérieur des maisons, je respecterai les secrets des foyers et ma conduite ne servira pas à corrompre les mœurs.

Je ferai tout pour soulager les souffrances. Je ne prolongerai pas abusivement les agonies. Je ne provoquerai jamais la mort délibérément.

Je préserverai l'indépendance nécessaire à l'accomplissement de ma mission. Je n'entreprendrai rien qui dépasse mes compétences. Je les entretiendrai et les perfectionnerai pour assurer au mieux les services qui me seront demandés.

J'apporterai mon aide à mes confrères ainsi qu'à leurs familles dans l'adversité.

Que les hommes et mes confrères m'accordent leur estime si je suis fidèle à mes promesses ; que je sois déshonoré(e) et méprisé(e) si j'y manque. »

Structures éditoriales du groupe L'Harmattan

L'Harmattan Italie
Via degli Artisti, 15
10124 Torino
harmattan.italia@gmail.com

L'Harmattan Hongrie
Kossuth l. u. 14-16.
1053 Budapest
harmattan@harmattan.hu

L'Harmattan Sénégal
10 VDN en face Mermoz
BP 45034 Dakar-Fann
senharmattan@gmail.com

L'Harmattan Cameroun
TSINGA/FECAFOOT
BP 11486 Yaoundé
inkoukam@gmail.com

L'Harmattan Burkina Faso
Achille Somé – tengnule@hotmail.fr

L'Harmattan Guinée
Almamya, rue KA 028 OKB Agency
BP 3470 Conakry
harmattanguinee@yahoo.fr

L'Harmattan RDC
185, avenue Nyangwe
Commune de Lingwala – Kinshasa
matangilamusadila@yahoo.fr

L'Harmattan Congo
67, boulevard Denis-Sassou-N'Guesso
BP 2874 Brazzaville
harmattan.congo@yahoo.fr

L'Harmattan Mali
Sirakoro-Meguetana V31
Bamako
syllaka@yahoo.fr

L'Harmattan Togo
Djidjole – Lomé
Maison Amela
face EPP BATOME
ddamela@aol.com

L'Harmattan Côte d'Ivoire
Résidence Karl – Cité des Arts
Abidjan-Cocody
03 BP 1588 Abidjan
espace_harmattan.ci@hotmail.fr

L'Harmattan Algérie
22, rue Moulay-Mohamed
31000 Oran
info2@harmattan-algerie.com

L'Harmattan Maroc
5, rue Ferrane-Kouicha, Talaâ-Elkbira
Chrableyine, Fès-Médine
30000 Fès
harmattan.maroc@gmail.com

Nos librairies en France

Librairie internationale
16, rue des Écoles – 75005 Paris
librairie.internationale@harmattan.fr
01 40 46 79 11
www.librairieharmattan.com

Lib. sciences humaines & histoire
21, rue des Écoles – 75005 Paris
librairie.sh@harmattan.fr
01 46 34 13 71
www.librairieharmattansh.com

Librairie l'Espace Harmattan
21 bis, rue des Écoles – 75005 Paris
librairie.espace@harmattan.fr
01 43 29 49 42

Lib. Méditerranée & Moyen-Orient
7, rue des Carmes – 75005 Paris
librairie.mediterranee@harmattan.fr
01 43 29 71 15

Librairie Le Lucernaire
53, rue Notre-Dame-des-Champs – 75006 Paris
librairie@lucernaire.fr
01 42 22 67 13

Achevé d'imprimer par Corlet Numérique - 14110 Condé-sur-Noireau
N° d'Imprimeur :167260 - Juillet 2020 - Imprimé en France